Ueber den Unterschied zwischen epidemischen und ansteckenden Fiebern

von

J. D. Brandis M. D.
Königl. Leibarztе, Conferenzrathe, Ritter vom Danebrog und Danebrogsmann.

Mit einem Kupfer.

Copenhagen.
Gedruckt in Thieles Buchdruckerei.

1831.

Vorwort.

Nur die innere Ueberzeugung: daß ich in dieser Zeit der Gefahr etwas, der Erwägung der höhern Behörden werthes, aus meiner funfzigjährigen Erfahrung sagen könne, konnte mich veranlassen, die große Zahl der Schriften über epidemische und ansteckende Krankheiten, mit diesen Bogen zu vermehren. Die Prüfung und Ausführung des Anwendbaren, kann allein den Nutzen des Gesagten bestimmen und mich entschuldigen.

Ich empfehle mit den Aerzten der Vorwelt, die schnelle Trennung der Gesunden von den Kranken als das sicherste Mittel, der Krankheit Einhalt zu thun. Das Mittelalter brachte es, nach seiner Sitte, in folgendes Distichon:

Hæc tria tabificam tollunt adverbia pestem,
Mox, longe, tarde, cede, recede redi.

Ich warne gegen jede Anhäufung von Kranken in Hospitälern. Die Wohlthätigkeit und das Mitleid werden mir keine Vorwürfe machen. Ich traue der Menschlichkeit in ihren nächsten Umgebungen alles und mißtraue ihr in Haufen und bei gewaltsamen Anstrengungen. Kein Mensch bleibt einzeln hülflos, wenn noch Menschen in der Nähe sind; in den Vorhallen des Todes, wo die Aufnahme der Sterbenden und das Wegschaffen der Todten, die ununterbrochene Pflicht der Wärter ist, steht jene in großer Gefahr. — Und welche Art der Erleichterung und der Pflege könnte der Leidende, getrennt von allen Geliebten, in der Gesellschaft der Todeskämpfer hoffen?! — Wird er nicht vorziehen, einsam seinen Kampf durchzukämpfen? Wird er nicht vermeinte Bequemlichkeit und überflüssige Pflege gern entbehren, wenn ihm nur eine mitleidige Hand und ein theilnehmender Artzt, von Zeit zu Zeit die dringendste Erquickung reicht? — So habe ich in den

Jahren 1785 bis 1790 ein bösartiges Petechienfieber in Göttingen und Hildesheim gesehen und Hülflose gepflegt, so habe ich mehrere Ruhrepidemien gesehen, wo mehr als die Hälfte aller Einwohner befallen war und so sah ich 1802 in zwei Dörfern an der Weser, eine Typhusepidemie unter armen Webern, wo fast zwei Drittheile der Bewohner erkrankt waren. Das Verhältniß der Kranken war viel größer als in den bis jetzt bekannt gewordenen Choleraepidemien, aber die Sterblichkeit geringer und der Tod nicht so plötzlich und schmerzhaft; dadurch erhält die Cholera das Schreckliche! Wird das durch Anhäufung der Kranken vermindert — oder vermehrt? Daß aber Entfernung aus der Krankheitsatmosphäre die Gefahr der Ansteckung vermindert, daß daher der Artzt mit Muth in die Hütten des Leidens gehen kann, wenn er sich nicht länger darin aufhält, als Pflicht und Eifer gebieten, davon habe ich viele Beweise*); hingegen ist auch für ihn jene Versammlung von Kranken ein Ort der Gefahr, wo sein Muth und seine Theilnahme leicht hinsinken. Es können und werden nicht alle Einwohner fliehen, die Familien werden sich nicht trennen, die Fliehenden machen aber den Zurückbleibenden Raum und der Krankheitsstoff wird vermindert. — Und wäre es nicht Zeit genug bey dringenden Umständen Kranke zusammen zu legen, im Fall mehrere von aller Hülfe entblößt wären?

Walhoy bey Copenhagen, d. 2ten August 1831.

J. D. Brandis.

---

*) Dringend empfehle ich jedem jungen Artzte, dessen Beruf ihn zu ansteckenden Kranken ruft, das 12te Kapittel des 2ten Buchs von Diemerbroeck De peste zu lesen. Nicht um neue Theorien zu schöpfen, sondern zu sehen, wie ein edler Arzt sich in Zeiten der Gefahr benimmt.

Inhalt.

Pagina.

Pagina.

Ueber den Unterschied zwischen epidemischen und ansteckenden Fiebern.

§. 1.

Eine Frage in diesem Augenblicke von der größten Wichtigkeit für ganz Europa, bedarf der ernsten Erwägung aller Aerzte und jeder Beitrag von Theorie oder Erfahrung gegeben, ist ein wesentlicher Gewinnst. Auf welche Seite wir uns wenden sollen, um Aufschlüsse zu erlangen, kann nicht in Frage kommen; seit zweitausend Jahren sind Fiebertheorien gemacht und sie haben die Frage nicht genügend gelöset; seit hundert Jahren hat die Erfahrung kühn die Frage mit **Ja** oder **Nein** zu beantworten vermeint und es sind über die ansteckende oder epidemische Natur des gelben Fiebers, von den tausend Observatoren, eben so viele Ja als Nein erschienen, je nachdem das Einzelne dem Observator vorkam. Und doch ist die nähere Kenntniß eines gefährlichen Feindes das dringendste Erforderniß, wenn wir unsere Gegenwehr nicht zwecklos oder nachlässig machen wollen und ich darf hinzufügen, die Arzneikunde ist theoretisch und practisch der Lösung näher getreten, wenn sie weder der einen noch der andern

Seite ausschließlich sich neigend, besonnen die allgemeinen Begriffe auf das Einzelne anwendet und jede einzelne Beobachtung wieder mit den allgemeinen Begriffen zu vergleichen und zu einigen sucht.

§. 2.

Stolls treffliche Definition vom Fieber überhaupt — febris est affectio vitæ conantis mortem avertere — muß uns stets als richtige allgemeine Darstellung des Phänomens erscheinen. Wir dürfen fragen: Welches Leben (welche Manifestation des Lebens) wird afficirt, um diesen Kampf gegen Vernichtung (gegen den Tod) zu veranlassen? Wir fürchten nicht den alten Streit der Schulen zwischen Humoralpathologie und Nervenpathologie noch einmal zu erneuern: Das nicht im Raume darzustellende Leben ist an keine begrenzte Organe gebunden, sondern es begrenzt, formt und mischt die verschiedenen begrenzten Organe, **um eine Einheit, eine gesunde Individualität zu schaffen und zu erhalten** und nachdem es sich in den verschiedenen Organen zu diesem Zweck manifestirt, nennen wir es sensorielles Leben, (wenn es die Außenwelt und den eigenen Körper als ein Aeußerliches darstellt) animales Leben (wenn es zu diesem Zweck Locomotivität im Körper hervorbringt) und vegetatives Leben (wenn es vermittelst des allgemeinen Nahrungssaftes, des Bluts, den Organismum und diesen Nahrungssaft selbst bildet*).

---

*) Das Geistreichste über diese verschiedenen Manifestationen des einen Lebens ist in Aristoteles De anima L. II. nachzulesen.

§. 3.

Die allgemeinste jedem Fieber eigene Manifestation ist in den Arterien und im Blute, also im vegetativen Leben: Die Thätigkeit der Arterien wird verändert, um ein Product der Vegetation, eine Absonderung hervorzubringen, welche, wenn sie zu Stande kömmt, die Crisis oder Lysis der Krankheit genannt wird. Im Gefolge dieser veränderten Thätigkeit der Arterien beobachten wir aber auch mehr oder weniger deutlich veränderte Mischungen des Bluts, die wir wohl auf die allgemeine Erscheinung zurükbringen können: Daß bei vermehrter Thätigkeit des arteriellen Systems, das Blut immer weniger venös von den Organen zurückkehrt und dadurch unfähiger wird, durch Respiration wieder seine Röthe und seine zur Unterhaltung des Lebensprozesses nothwendige Beschaffenheit anzunehmen. Es hat in inflammatorischen Fiebern mehr Gallerte und der rothe Theil ist dunkler gefärbt, trennt sich schneller von den andern Bestandtheilen; so wie die Anstrengungen die Kräfte des Lebens mehr übersteigen und keine Crisis oder Lysis zu Stande gebracht werden kann, wird dieses Blut immer weniger fähig wieder durch Respiration arteriell zu werden und eine dunkelgefärbte Jauche ist in den Venen und in den Höhlungen des Herzens bei sogenannten typhösen Fiebern*).

*) Die höchst interessanten Beobachtungen von Dr. Clauney über das Blut im Typhusfieber (s. Feorieps Notizen aus dem Gebiete der Natur und Heilkunde, B. XXIV., No. 445,) und die von unserm scharfsinnigen Dr. Steevens über

§. 4.

Wenn auch diesem Kampfe des Lebens, Manifestationen in andern Organensystemen vorhergehen oder ihn begleiten, im Hautsysteme Schauder und Frost, Empfindungen mancher Art im sensoriellen Leben, Kopfschmerz, Rückenschmerz, Beängstigung u. s. w., Beschwerden der Locomotivität u. s. w., so können diese doch nicht als der wesentliche Character dieses Kampfes angesehen werden; nach Art des Fiebers und der Individualität sind sie vorhanden oder mangeln und einzeln oder vereint können sie auch durch unmittelbare Affection des sensoriellen Lebens, durch Schreck, Gemüthsbewegung, Anomalie in einzelnen Organen, bei Hysterie, Hypochondrie u. s. w. hervorgebracht werden, ohne daß jener Hauptcharacter des Fiebers, in welchem schon Hippocrates das Wesen des Fiebers suchte, die Crisis oder Lysis, darauf folgt oder damit verbunden ist. Aus der Circulation soll im Fieber etwas ausgeschieden, also auf die Oberfläche des Organismus, Haut und absondernde Organe, ausgeworfen werden, das widrigenfalls, wenn es im Blute bleibt, dasselbe immer unfähiger macht, durch Respiration geröthet als Nahrungssaft der Thierpflanze zu dienen und dann entweder auf

---

das Blut im gelben Fieber (s. ebendas. B. XXVIII., No. 595), haben mir großes Vergnügen gemacht, da sie meine hier vorgetragenen Ideen, welche ich zum Theil bereits in meiner Pathologie vorgetragen habe, ausführlicher aber in meinem bald vollendeten Buche über Cachexien vortrage, so vollkommen bestätigen.

einzelne innere Organe abgesetzt wird (Metastase) oder den Organismum völlig unfähig macht, dem Leben zu dienen.

§. 5.

Schwieriger dürfte aber die Frage sein, was ist das Afficirende? was ist es, das diese Nothwendigkeit des Kampfes in den Arterien und eine Aussonderung oder veränderte Thätigkeit veranlaßt und das Blut immer unfähiger macht als Lebensquelle zu dienen, so lange die Crise, Lyse oder Metastase nicht vollendet ist? Wir nennen dieses unbekante Afficirende Fieberreiz!

Dieser Fieberreiz ist in seinen Wirkungen specifisch verschieden, wie die Vegetationen selbst specifisch verschieden sind; er verursacht nach dieser specifischen Verschiedenheit Absonderungen und Vegetationen in bestimmten Organen oder eine stets zunehmende Verderbniß des Bluts, wenn diese specifischen Vegetationen nicht erfolgen. Nach diesen specifischen Wirkungen wird die Krankheit benannt, Blattern, Masern, Gallenfieber, Schleimfieber u. s. w.

§. 6.

Bei einigen Fiebern glauben wir diesen Fieberreiz in einer durch das Fieber gebildeten Absonderung materiell dargestellt zu finden. Dieses Materielle ist von Aertzten des Mittelalters mit dem nicht ganz passenden Nahmen Contagium benannt. In einen gesunden Organismum gebracht, bringt es dieselben kranken Lebensäußerungen im vegetativen Systeme hervor, als die waren, wodurch es erzeugt ist.

Wenn wir auch nicht immer bestimmen können, auf welchen Wegen es in den Körper gebracht wird, so wissen wir doch gewiß:

a) Daß es um so sicherer seine specifischen Wirkungen hervorbringt, als es unmittelbar in den Kreislauf gebracht wird. (Impfung.)

b) In eine Verbindung mit dem Kreislauf gesetzt, wirkt es nicht unmittelbar wie ein Reiz auf das sensorielle Leben, sondern erfordert erst eine längere oder kürzere Zeit zur Steigerung seiner Wirkung, von wenigen Stunden bis zu 40 und mehreren Tagen.

c) Sein Dasein wird alsdann plötzlich vom Gemeingefühl apercipirt, das Leben wird von Schreck und Abscheu ergriffen und manifestirt auf dieselbe Art Schauder, Frost, Ekel, Uebelkeit, Erbrechen, Schwindel u. s. w., wie durch äußere Veranlassungen auf das sensorielle System.

d) Der Aufruhr im Blutumlauf und die davon abhängige Veränderung in der Mischung des Bluts hängt ganz von der Bildung der Crisen, Lysen oder Metastasen ab. Sobald diese vollkommen zu Stande gebracht sind, hat das Blut auch seine normale Mischung wieder und die Veränderung des Pulses hört auf; daher finden wir beim intermittirenden Fieber und selbst beim hectischen oft keine auffallende Abweichung von der Normalmischung, wenn gleich, vorzüglich in letzterem die

Menge des Bluts sehr vermindert wird. Im entgegengesetzten Falle wird es immer mehr entmischt, in den meisten Fällen so, daß nach dem Tode eine dem Blute kaum ähnliche dunkel gefärbte Jauche in den Gefäßen gefunden wird; nur da, wo das Blut von Anfang an nicht durch die Lungen kommen kann und der Kranke an Erstickung stirbt, finden sich in den großen Gefäßen Ansammlungen von coagulabler Lymphe oder es ist diese auf die serösen Häute aus dem Gefäßsysteme ausgeschieden.

§. 7.

e) Nicht in jedem andern Organismo bringt dieses Contagium dieselbe Krankheit hervor. Auf andere Thierarten kann es in vielen Fällen gar nicht fortgepflanzt werden, aber auch nicht immer auf dieselbe Species, selbst dann nicht, wenn es unmittelbar in den Kreislauf durch eigentliche Einimpfung gebracht wird. Da wo es aber auf eine weniger sinnliche Art von einem Körper in den andern übergeht, ist dieses noch deutlicher. Wir sehen bei ansteckenden Krankheiten Individuen, die sich der Ansteckung sorglos aussetzen, ohne angesteckt zu werden, und zu einer andern Zeit kann eine geringe Relation mit einem Kranken ähnlicher Art, die heftigste Krankheit in ihnen erregen.

f) Das durch das Fieber Abgesonderte, hat mit allen organischen Absonderungen das gemein: Daß seine specifischen Eigenschaften um so mehr gesteigert sind, als es durch größere Lebensthätigkeit abgesondert ist. So sind

Gifte, Gewürze, Gerüche, Farben u. s. w. bei der üppigern Vegetation der wärmeren Zonen stärker, das Gift der Schlangen, wie schon Aristoteles bemerkt hat, im Winter fast unwirksam und vorzüglich kräftig, wenn das Leben des Thiers durch großes Verlangen und Abscheu am aufgeregtesten ist; so kann selbst von sonst unschädlichen Thieren der Speichel die Eigenschaften des Wuthgifts erlangen und so wird das im Fieber Abgesonderte ein heftiger wirkendes Contagium, als die Anstrengung des aufgeregten Lebens größer ist und die natürlichen Kräfte mehr übersteigt. **Ganz ohne Contagium dürfte aber wohl kein Fieber sein.**

§. 8.

g) Vorzüglich hängt die Fähigkeit des Contagii die Krankheit in Andern zu erregen, von gewissen äußern Verhältnissen ab, die wir in der Luft als dem allgemeinsten Träger aller Einflüsse begründet glauben. Hippocrates nennt eine durch solche Begünstigung der Außenwelt mehr verbreitete Krankheit epidemisch, ohne die Bestimmung zu wagen, ob damit ein materielles Contagium nothwendig verbunden sei. Dieser Lufteinfluß kann sich auf ganze Länder erstrecken und auf einzelne Gegenden, Städte oder Dörfer, selbst nur auf einzelne Häuser. Ich sah 1795 eine arme umherziehende Familie mit blatternkranken Kindern in der Mitte der Stadt in einer Schenke einquartirt, die von einem großen Theile der Einwohner frequentirt wurde; die Krankheit theilte sich aber der Stadt nicht mit. Nach länger als einem Jahre bekam eine Frau aus einer 5 Meilen entfernten Stadt einen Brief der Blatterncontagium enthielt; sie hatte binnen 8 Tagen und alle Kinder der Stadt binnen wenigen Wochen die Blattern. Jackson und Andere wollen diese Disposition, in Schottland sogar nach einer gewissen Richtung verfolgt haben. So sehen wir in Entbindungshäusern den größten Theil oder alle Wöchnerinnen vom Kindbetterinnenfieber befallen, ohne daß sich dasselbe in der Stadt verbreitet oder eine andere Krankheit in der Nähe herrscht; Scharlachfieber, Crup, Keuchhusten in Findel und Waisenhäusern, ohne daß man eine Localursache entdecken kann.

§. 9.

Es wird also zur Bildung dieser Fieber, oder vielmehr zur Hervorbringung der Crise, Lyse oder Metastase nicht bloß der Fieberreiz erfordert, sondern auch ein bestimmter Einfluß der Außenwelt und eine Empfänglichkeit des Individuums auf welches die Krankheit fortgepflanzt werden soll: Also alle Erfordernisse, welche zur Fortpflanzung jedes Organismus erfordert werden, Saamen, Boden und Clima. Wenn frühere und spätere Naturforscher ein contagium vivum annehmen, so dürften sie wohl etwas mehr als ein bloßes Gleichniß gesagt haben, wenn sie diesem contagio vivo nur nicht wollen eigene abgesonderte Organe beilegen. Dem Blumenstaube, dem männlichen Saamen der Thiere, der Leben giebt, ist wohl das Leben nicht abzusprechen, ohngeachtet wir keine zur Communication mit der Außenwelt bestimmte Organe an ihm bemerken könnnen; in dem geheimnißvollen Acte der Erzeugung ist alles Leben allein auf die Individualität und seine Uebertragung von einem Organismo auf den andern gerichtet, ganz von der Außenwelt abgeschieden.

§. 10.

In manchen Fiebern können wir also mit Gewißheit einen materiellen Fieberreiz, der aus einem Organismo in den andern übertragen werden kann, annehmen, wenn wir auch denselben nicht immer materiell dargestellt sehen oder seinen Uebergang von einem Organismo auf den andern nicht immer nachweisen können.

§. 11.

Es giebt aber viele Fieber, bei denen ein von außen in den Körper gebrachter Fieberreiz nicht anzunehmen ist: Wundfieber, hectisches Fieber u. s. w. Wird auch da ein Fieberreiz im eigenen Organismo erzeugt? Alle Umstände geben uns die Ueberzeugung, daß das wirklich geschieht.

§. 12.

a) Im Wundfieber, kann es nicht die Affection des Gemeingefühls oder des sensoriellen Lebens durch die Verletzung sein, welche das Fieber hervorbringt. Die schmerzhaftesten Wunden sind oft ohne Wundfieber, kleine kaum gefühlte können das heftigste typhöse

Fieber zur Folge haben, ohne daß an eine Impfung eines fremden Stoffes zu denken ist.

b) Sie entstehen nicht unmittelbar nach der Verwundung, wie doch alle andere Einwirkungen auf das sensorielle Leben sich unmittelbar manifestiren z. B. Schauder, Schwindel, Ohnmacht, Ausleerungen der Haut und des Darmcanals.

c) Aeußere Schädlichkeiten, verdorbene Luft, vorzüglich aber Luft von ähnlichen Kranken in Hospitälern, respirirt Unreinlichkeit der Wunde durch schlechten oder gar schmutzigen Verband, deprimirende Affecte u. s. w. erhöhen den in der Wunde selbst erzeugten Fieberreiz sehr und geben dem Fieber bald einen typhösen Character. Gewöhnlich ist aber das Fieber mehr intermittirend oder bedeutend remittirend.

d) Hat das Wundfieber einen hohen Grad erreicht, wird es selbst und werden die von ihm bewirkten Secretionen durch eingeschlossene Luft sehr gesteigert, so erhalten diese durch das Fieber gebildeten Absonderungen vollkommen den Character des materiellen Contagii. So sind diese Wundfieber, die in einzelnen Fällen, wo freie Luft und Reinlichkeit herrscht, gar keine Gefahr für die Umstehenden haben, in Kriegslazarethen die Hauptquelle der verheerenden Lazarethfieber.

§. 13.

Das hectische Fieber bei Eiterungen hat mit dem Wundfieber fast alle Symptome gemein. Auch hier wird durch die Einwirkung der Luft früher oder später in einer eiternden Wunde ein Fieberreiz erzeugt, welcher jenen Aufruhr im arteriellen Systeme hervorruft, der aber meistens den intermittirenden Character behält, zwar durch Individualität und Localität der Eiterung mannigfaltig modificirt, aber doch wie alle andern Fieber und wie alle Organismen vom Einfluß der Außenwelt abhängig, nach Jahrszeit, stationärem Character u. s. w., häufiger und heftiger. So lange der Eiter von der Luft abgeschlossen ist, entsteht dieses Fieber nicht, selbst nicht bei großer Resorption des Eiters. (Ich sah einen Lendenabsceß, der sich unter der fascia lata in der Größe eines Kindeskopfes gesammelt hatte und dem Durchbruch durch die Haut nahe war, durch ruhige Lage resorbirt, einen von ähnlichen Größe in der Lebergegend u. s. w. ohne deutliches Fieber). Auch dieses Fieber ist von dem Verdachte der Ansteckung durch den Streit der Schulen nicht frei geworden und dem Arzte kommen Fälle vor, wo er trotz der ekelhaften Erfahrungen von Chavet und Andern, nicht daran zweifeln kann; wenn man ihm nur nicht zumuthen will zu bestimmen, auf welchen Wegen das Contagium in den angesteckten Körper gekommen ist *).

---

*) Vor einigen Jahren wurde ich bei einem jungen Manne zu Rathe gezogen, der leider, wie mehrere seiner Geschwister an der Lungenschwindsucht krank, seiner Auflösung entgegenging. Er wurde von seinem ältern Bruder, einem bereits verheiratheten kräftigen Manne von 36–40 Jahren, leidenschaftlich geliebt und meine Bitten um Vorsicht und Zurückhaltung bei der Pflege des Sterbenden, konnten eben so wenig der brüderlichen

§. 14.

Bei andern Arten von Fiebern ist aber weder ein in andern Körpern erzeugtes Contagium nachzuweisen, noch hat sich der Fieberreiz im eigenen Körper durch Verwundung, Eiterung u. s. w. gebildet. Sie verbreiten sich leicht über ganze Gegenden, sind in sumpfigen heißen Ländern fast endemisch und Fremde, die sich diesen Gegenden nähern, werden sehr leicht davon befallen, die Einwohner selbst sind hingegen ohne eigentliches Fieber, ohne critische Anstrengung, einem langsamen Hinsinken des Lebens ausgesetzt, die Erzeugung des rothen Bluts, als eigentlichen Resultats des animalen Lebens, vermindert sich nnd Cachexie unter mancherlei Modificationen gewinnt die Oberhand.

§. 15.

Dieselben Erscheinungen zeigen sich auch in vollgestopften Gefängnissen, auf unreinlichen Schiffen, in schlecht gehaltenen Krankenhäusern u. s. w.

§. 16.

Man hat der nicht sinnlich darstellbaren Ursache dieser Erscheinung den Nahmen Miasma und insofern es in Sümpfen erzeugt ist, Sumpfmiasma gegeben. Ob dieses Miasma in der Luft in feinen Partikeln um-

---

Liebe in den Weg treten, als das harte Schicksal einer edlen Familie abwenden. Auch er folgte seinen Geschwistern und diesem geliebten Bruder nach weniger als einem Jahre.

herschwebt oder in derselben aufgelöset ist, können wir nicht bestimmen, wir müssen uns bescheiden, daß wir das Leben für sich, also auch das kranke Leben, nicht **begreifen** können, nur sein Schaffen können wir begreifen. Die Pfeile, womit Apoll die Völker übereinander streckt, sind uns so unbegreiflich, als die Strahlen womit er auf seinem Wagen die Welt erleuchtet und die Töne, Orpheus zum Schutze verliehn. Wir wähnten nachphysischen Gesetzen der Corpuscularphilosophie erklären zu können, auf welche Art die unendlich vielen Strahlen, von allen möglichen Farben, sich in der Luft durchkreuzen können und das Individuum doch nur das sieht, was mit ihm in Relation steht, wie mancherlei Töne sich in der Luft fortpflanzen und doch nur das Einzelne gehört wird. Wir finden uns wohl zuletzt gezwungen, alle Corpusculartheorien von Licht, Schall u. s. w. aufzugeben und die Luft als einen homogenen Körper, für einen guten Leiter von Relationen anzusehen. Ich dächte der Ärtzt hätte Ursache noch mehr diese Corpusculardemostrationen aufzugeben, da ihm wichtigere practische Fragen zur Lösung aufgegeben sind.

§. 17.

1) Es bedarf keines Beweises, daß dieses Miasma auf bedeutende Entfernungen durch die Luft weiter geführt werden kann und diese Verbreitung von Witterung, Winden, electrischen Stimmungen in der Atmosphäre eben so abhängt, als alle andern meteoro-

logischen Erscheinungen, die uns in derselben nicht bloß eine nach bestimmten chemischen Verhältnissen gemischte Flüssigkeit, sondern ein vom ganzen Weltleben abhängiges Medium darstellen *).

---

*) Wie deutlich Hippocrates dieses Gesammtleben des Weltalls erkannt hatt, spricht er in dem Buche De flatibus so aus, daß mancher Naturhistoriker, der die Welt und ihr Leben nur nach begrenzten Formen nach Atomen von Sauerstoff und Stickstoff u. s. w. construiren will, sich wundern könnte, wie der alte Artzt sich der neuern Deutschen Naturphilosophie so ergeben habe Oper. Hippocrat. Edit. Foesii Sect. II. p. 79. "Aller Krankheiten Art ist dieselbe; nur durch die Oertlich-"keit sind sie verschieden. Manche Krankheiten scheinen gar "nichts Aehnliches mit einander zu haben, weil ihre Oertlichkeit "anders und verschiedenen Gesetzen unterworfen ist, aber am "Ende liegt doch allen Krankheiten eine Idee zum Grunde und "diese ist ihre Ursache. Welche diese Idee ist, wollen wir "versuchen aufzuklären: Die Körper der Menschen wie der "Thiere werden durch dreierlei Nahrung ernährt; diese heißen "Speise, Trank und Athem (πνευματα). Der Athem in "den Körpern heißt innerer Athem Lebensgeist (φυσαι), "außer den Körpern Luft. Er ist der vorzüglichste Urheber "aller Erscheinungen und werth seine Kraft in Betrachtung zu "ziehen: Der Wind ist eine Strömung und Ergießung der "Luft; ist viel Luft da, so wird diese Strömung so mächtig, "daß sie Bäume entwurzelt (durch das Leben des Athems) das "Meer wird dadurch in schäumende Wellen erhoben und schleu-"dert große Lastschiffe umher; eine solche Gewalt hat sie da! "Dem Auge ist sie aber unsichtbar, nur durch Schlußfol-"gen wird dieselbe deutlich. Denn was könnte ohne sie ge-"schaffen werden, wo könnte sie mangeln, wie ist sie nicht "überall gegenwärtig! Das All zwischen Erde und Himmel "ist mit diesem Athem angefällt. Er ist die Ursache des "Winters und Sommers, im Winter dichter und kälter, im "Sommer leichter und ruhiger. Auch die Bahn der Sonne, des

2) Wie weit sich diese Verbreitung erstrecken kann, hängt von uns noch unbekannten Localumständen ab, bald äußert dieses durch die Luft verbreitete Miasma seine Wirkung als Fieberreiz nur in einzelnen Häusern, bald auf größern Strecken *). In Rom bemerkt man, daß die Malaria der Pontinischen Sümpfe fast jährlich einen größern Kreis der Wirkung erhält.

3) Seine Wirkungen auf den menschlichen Organismum sind den Symptomen nach verschieden, je nachdem die erste Entstehung des Miasma's und die Individualität des Afficirten verschieden gestimmt ist. Ruhren, Typhus, hartnäckige Rheumatismen u. s. w. können aus denselben Sümpfen, vielleicht selbst bei ähnlicher Temperatur u. s. w. erzeugt werden.

"Mondes und der Gestirne wird durch diesen Athem bestimmt. "Dem Feuer ist er Nahrung; ist es dieses Athems beraubt, "so kann es nicht leben. So wird der ewige unveränderliche "Lauf der Sonne durch diesen ewigen feinen Athem bestimmt. "Daß aber im Meer mit diesem Athen eine Gemeinschaft "Statt findet, ist jedem begreiflich; wie könnten die Wasser-"thiere sonst leben, wenn sie nicht dieses Athems theilhaftig "würden und wie können sie anders desselben theilhaftig wer-"den, als durch das Wasser, indem sie aus dem Wasser diese "Luft ziehen! Der Mond hat in ihm seinen Pfad und die "Erde rollt in und durch ihn fort. Leer ist nichts von ihm. "Da nun dieser Athem mit allen andern Dingen in Wech-"selwirkung steht, so wird man begreifen, daß er auch den "Sterblichen die Ursache des Lebens, den Kranken die Ursache "der Krankheit ist."

*) Der epidemische Catarrh scheint von der großen Verbreitung des Miasma's durch die Luft ein Beispiel zu sein.

§. 18.

4) Die Bildung dieses Miasma's in Sümpfen läßt sich auch wohl kaum allein auf chemische Prozesse der Gährung, Fäulniß von abgestorbenen Thieren und Vegetabilien zurückbringen; bei starker Gährung solcher Substanzen entsteht oft kein Miasma und bei allgemein sich verbreitenden Fiebern dieser Art finden wir in dieser Fäulniß nicht die Ursache. In Kiel endigt sich der Hafen in ein enges Bassin ohne Abfluß (der kleine Kiel), das einen Theil der Stadt umgiebt; Schlamm aller Art hat dieses Bassin seit Jahrhunderten tief angefüllt und derselbe giebt unter gewissen Verhältnissen der Atmosphäre unbezweifelte Zeichen, daß eine große Gährung in ihm vorgeht. Wie es mir schien, wenn nach mehreren heißen Tagen, im Sommer Gewitter mit Regen eintreten, färbt sich alles Wasser in diesem kleinen Kiel gelbweiß und entwickelt eine solche Menge, geschwefelten Wasserstoffgases, daß einige Straßen auf mehrere Tage fast unbewohnbar werden und alles Silber und Kupfer schwarz anläuft; auf mich und meine Familie wirkte es so heftig nach meiner Ankunft, daß wir alle ohne Ausnahme in ein heftiges Erbrechen mit Kopfweh verfielen und wir im Begriff waren aufs Land zu fliehen, als die Gährung und mit ihr alle üblen Folgen auf uns aufhörten. Ein alter practischer Artzt der Stadt erklärte nach seiner langen Erfahrung die Ausdünstung für sehr gesund und widerrieth alle Vorkehrungen um die Unannehmlichkeit zu ändern. Im Sommer 1798 als eine sehr tödtliche faule Ruhr in Kiel herrschte, zeigte

sich dieser Gährungsprozeß nicht. Im New-York herrschte das gelbe Fieber im August und September 1798 heftig; es war in einer Straße New-Slip zuerst ausgebrochen und man hatte gute Gründe es von einem aus Westindien kommenden Schiffe herzuschreiben, ein heftiger Regen überschwemmte (nach dem Ausbruch des Fiebers) die Keller, in welchen eine Menge Fleisch für die Schiffe aufgehäuft war, das schnell in Fäulniß überging; 40 Männer wurden angestellt die verdorbenen Waaren wegzuschaffen, keiner wurde vom gelben Fieber befallen, 38 bekamen aber später ruhrartige Zufälle und zwei wurden erst viel später auf einem andern Schiffe vom gelben Fieber angesteckt*). Daß die größten Anhäufungen von faulichten Substanzen, selbst Kloake u. s. w. für sich allein kein Miasma erzeugen, hat schon Remazzini (De morbis artit. cap. 13) faktisch bewiesen. Ein polizeiliches Gutachten für die Gerber in Neapel von Cotugni habe ich in Scherfs Archiv für gerichtliche Arzneikunde und medecinische Polizei (C. IV) übersetzt; später hat unter Andern Dr. Chisholm (Essay on the malignant pestilential fever Voll. II) alle bekannten Thatsachen critisch zusammengestellt und die Unschädlichkeit fauler Ausdünstungen bewiesen.

§. 19.

5) Die Hauptwirkung dieses nicht chemisch darstellbaren Miasma's auf unsern Organismum ist unbezweifelt

*) Hossacks Essay's on various subjects of medical science New-York 1824. Vol. I. p. 296.

im Blute. Die Umwandlung des venösen Blutes in arterielles geschieht langsamer; das Blut hat mehr Serum, der Blutkuchen ist mehr gelatinös, als faserstoffhaltig, das Serum ist häufiger und die Blutkügelchen sind weniger fähig durch Zutritt der Luft arterielle Röthe anzunehmen und trennen sich leichter vom Blutkuchen aber nicht vollkommen vom Serum. So ist das Blut in allen Cachexien, die von diesem Miasma herrühren, Scorbut, Wassersucht u. s. w., in Gefängnissen, Schiffen und sumpfigen Gegenden; so ist es mehr oder weniger in Fiebern, welche von dieser Ursache entstehen. Ist es doch als wollte dieses Sumpfmiasma den Menschen in ein Thier der niedrigern Ordnungen umwandeln!

§. 20.

6) Die Verschiedenheit der Symptome, welche durch diese epidemische Ansprache hervorgebracht werden, hängt ab.

a) Von der specifischen Natur des Miasma's, die fast in jeder Epidemie verschieden ist.

α) Bald so heftig wirkend, daß das Leben jenen Kampf in wenigen Stunden beendigt, meistens mit der Zerstörung des ganzen Organismus; (so ist es in der Ostindischen Cholera, oft im gelben Fieber und in den bösartigen intermittirenden Fiebern febribus comitatis); man könnte hier sagen, alle solche Kranke sterben im Frostanfall. Bald so, daß gar kein Kampf des Lebens (kein Fieber) merklich wird: in jenen langdauernden Cachexien, in manchen sogenannten schleichenden Nervenfiebern u. s. w.

β) Nach der specifischen Beschaffenheit des Miasma's afficirt es bald das eine, bald das andere Organensystem vorzüglich. So haben wir typhum cerebralem, pneumoniam typhoideam, typhum abdominalem und febres intermittentes malignas in sehr verschiedenen Organen*).

b) Von dem individuellen Leben des Afficirten.

α) In der Regel ist der Kampf des kräftigen Lebens heftiger als der des schwachen: Gesunde Fremde werden von den Fiebern der heißen Climate heftiger angegriffen und leichter getödtet, als die cachectischen Eingebornen. Aber auch diesen kommen Modificationen des Miasma's, welche ihnen heftige und tödtliche Epidemien erregen; die Landbewohner von Charleston flüchten, wenn das sogenannte Landfieber ausbricht, nach der Stadt, selbst wenn da das gelbe Fieber herscht, gegen welches sie,

*) An einem solchen verlor ich im vorigen Jahre einen werthen Freund und trefflichen Gelehrten. Er hatte im Jahre vorher an dem allgemein herschenden kalten Fieber gelitten und nach der Meinung seiner Freunde sich nicht vollkommen erholt, welches er jedoch nicht bemerken wollte. Morgens um 5 Uhr wurde er von einem heftigen Froste befallen mit Erbrechen und zugleich mit einer vollkommenen Ischurie. Um 9 Uhr fand ihn der hinzugerufene Artzt bereits ohne fühlbaren Puls, ohne alle Urinabsonderung, mit kalten Extremitäten. Um 11 Uhr sah ich ihn in diesem hoffnungslosen Zustande, ohne die mindeste entscheidende Störung anderer Lebensorgane; er athmete klein aber leicht, dachte klar an seine Amtsgeschäfte und hatte keine andern Schmerzen als Drang zum Harnlassen bei ganz leerer Blase. Um 1½ Uhr hatte er sein schönes thätiges Leben im 69sten Jahre geendet.

ihrer Meinung nach, geschützt sind, wie gegen Blattern und Masern, wenn sie es einmal gehabt haben; hingegen afficirt dieser Typhus des Landes diejenigen öfterer, die ihn einmal gehabt haben. Dasselbe habe ich bei der Ruhr und beim Typhus beobachtet und ist auch bei Epidemien von intermittirenden Fiebern nicht zu verkennen. Ich kannte einen Artzt der sich keinem Ruhrkranken nähern konnte, ohne angesteckt zu werden; ein alter Artzt meiner Bekanntschaft, wurde trotz seiner übertriebenen Vorsicht, fünf Mal in seinem Leben vom Typhus befallen.

β) Störungen einzelner Lebensfunctionen, Erkältung, Störung der Verdauungsorgane, heftige Gemüthsbewegungen machen den sonst nicht Empfänglichen ohnfehlbar für das Miasma empfänglich. In Westindien erfolgt, besonders bei neu Angekommenen, der bösartige Typhus ohnfehlbar auf die mindeste Erkältung von Nachtluft und selbst der Eingeborne ist in dieser Rücksicht sorgfältiger, als man es in Europa gewohnt ist; dieselben Wirkungen hat der Mißbrauch von geistigen Getränken, der Genuß von vielen sauern Früchten u. s. w.

γ) Vorzüglich aber macht Furcht, Schreck und Abscheu die Individualität empfänglich. Ein junger Artzt in Göttingen sollte bei einem Typhus-Kranken ein sogenanntes Probeaderlaß dirigiren; der geschwätzige Chirurg erzählte ihm, daß vor einigen Jahren bei einer ähnlichen Gelegenheit der Artzt sich vor dem hervorsprützenden Blute so ensetzt, daß er sogleich über heftiges Kopfweh geklagt habe und vom Typhus befallen sei. Das Blut sprützte jetzt hervor und der junge Artzt hatte denselben Abscheu mit denselben Folgen und wurde kaum vom Tode gerettet. Ich habe zwei Mal den Fall erlebt, daß exaltirte Frauenzimmer das Scharlachfieber übermäßig fürchteten, von geliebten Verwandten von einem Orte zum andern flohen, um der Ansteckung zu entgehen, von derselben erreicht und Opfer ihrer Furcht wurden.

§. 21.

Im sensoriellen Leben kennen wir einen Zustand, den wir gesetzten Character (mens sui compos villeicht das Horazische Inliger vitæ?) nennen: Der läßt sich nicht von Leidenschaften hinreißen, er kann nicht leicht von Andern mit Enthusiasmus angesteckt werden*), er giebt sich nicht leicht hin. Sollte aber wohl bei jedem Aufruhr, bei jeder allgemeinen Bewunderung u. s. w. dem ganzen Haufen der Aufrührer oder Bewunderer dieser gesetzte Character gänzlich gemangelt haben?

Der Haufen reißt viele mit sich fort und so wird in großen Volksversamlungen selbst der ruhige besonnene Bürger ein wüthender Aufrührer oder ein

---

*) In meiner Schrift über psychische Heilmittel und nachher über humanes Leben, Schleswig 1820, §. 8. 9. 10. 11, habe ich diese Ideen von der Ansteckung oder Uebertragung des Lebens zuerst dargestellt. Mit großem Vergnügen habe ich neuerlich viele dieser Ideen in Tieks geistreichem Roman, der Aufruhr in den Sevennen, poetisch dargestellt, gelesen.

unbesonnener Abgötter. Ein zu seiner Zeit berühmter Schriftsteller, dem man sonst eher zu viel, als zu wenig Besonnenheit hätte beimessen können, sagt in seiner Reise nach Paris 1791: Zum ersten Male fühlte ich durch mein innerstes Leben den erhabensten Begriff von Freiheit, als hundert tausend Jacobiner auf dem Marsfelde die rothen Mützen in die Höhe warfen und Vive la liberté riefen. Wie viele angesteckte Jacobiner und Ultra's hat man leider in diesen bewegten Zeiten von ähnlicher Art gesehen!!!

§. 22.

Im animalen Leben nennen wir diese Mittheilung des Lebens wider den freien Willen des Empfängers Sympathie: Thränen und Krämpfe, Stottern und Schielen, selbst Augenentzündungen, Verlangen und Abscheu gehen dadurch von einem Individuo auf das andere über. Kinder und diesen gleiche Frauenzimmer oder pusillanime Männer sind diesen Sympathien am meisten unterworfen; immer um so mehr als mehrere sympathisirt sind; so sah Boerhave ein ganzes Nonnenkloster mauchzen, weil eine Nonne im Veitstanz zuerst das Katzengeschrei angestimmt hatte. Ich wollte den kräftigen Mann sehen, der bei einer Leichen- oder Trauungsrede die Thränen unterdrücken könnte, wenn er alles um sich her schluchzen sieht, vorzüglich aber wenn erst andern ehrenfesten Männern die Augen naß werden, selbst dann nicht, wenn die Rede in einer ihm fremden Sprache gehalten wird oder ihm nachher sogar als Bombast erscheinen will. Wie oft glauben wir bei Volksfesten Hüon habe in sein Horn gestoßen und wer wird nicht von unwillkührlichem Zittern befallen, wenn alles um ihn her Zeter oder sauve qui peut schreit. Muth und Poltronerie haben immer einen gewissen epidemischen Character und das stat cuique dies trifft den Helden, wie den Furchtsamen.

§. 23.

Welches Recht hätten wir denn wohl, die Mittheilung, welche wir eigentlich Ansteckung nennen, wo im Systeme der Schleimhäute und im Gefolge dieser im arteriellen Systeme ein verändertes Leben hervorgerufen wird und andere Bildungen und Absonderungen dem vegetativen Leben nothwendig werden, in einem **Begrenzten** zu suchen, dessen Eigenschaften wir durch Reagentien als stickstoff- oder sauerstoffartig bestimmen könnten und welches wir so lange im kranken Körper selbst, in der Atmosphäre, in der den Kranken umgebenden Luft u. s. w. vergebens gesucht haben? Sehen wir nicht dieselbe Erscheinung wenn lebendige Pflanzen, Saamen oder Theile von Pflanzen und Saamen auf einander gehäuft sind? Wir nennen es da Gährung. Wird diese Gährung nicht befördert, indem die Integrität des vegetabilischen Körpers zerstört wird? Zerquetschte Pflanzen, gemahlenes Korn u. s. w. beweisen dies. Ist dieses vegetative Leben nicht dasselbe Leben im thierischen Körper, welches die Locomotivität veranlaßt, welches uns Aperception, Vorstellung und Willen giebt und über welches nur die Vernunft und der freie Wille, der göttliche Funke des Wahren, Schönen und Guten erhaben ist? — Wir sehen:

a) Die Integritatem vitæ dieses vegetativen Lebens wird so oft ohne eigentliche Krankheit, ohne Contagium, Miasma u. s. w. vermindert; beim Zahnen der Kinder, wie zur Zeit der Pubertät, bei jeder zufälligen Störung der Ab- und Aussonderungen, durch Erkältung, Kellerluft, Schreck, Kummer u. s. w. Wir können nicht sagen, daß der Körper dadurch krank ist, sondern er ist für alle andere kranke Ansprachen empfänglicher, bekömmt Crup und Hautausschläge, Durchfälle, Fieber aller Art u. s. w. ungleich leichter, je nachdem die eine oder andere Krankheitsform herrschend ist.

b) Selbst im Schlafe scheint diese Integrität des vegetativen Lebens gemindert, wenigstens ist die Malaria da gefährlicher.

c) Das wankende Leben ist nicht für jede Krankheitsansprache empfänglich, eben so wenig als die schwankende Locomotivität für alle Krampfzufälle empfänglich ist; der Verliebte, der Ehrsüchtige u. s. w. schleicht sich von dem lärmenden Volkshaufen weg, der Stotternde wird nicht epileptisch u. s. w. Man lernt Stottern sehr leicht von Geschwistern, nicht so leicht von Fremden u. s. w.; so sieht man ansteckende Krankheiten oft auf eine ganz individuelle Classe von Menschen eingeschränkt*).

*) S. meine Pathologie wo ich eigene und Anderer Beobachtungen angeführt habe.

§. 24.

d) Kinder und Frauenzimmer sind dieser Störung der Integrität des Lebens am meisten unterworfen; Poissarden und Gassenbuben waren stets beim Volksauflauf voran, sie sind die ersten, welche ein allgemeines Zittern, Schreien und Heulen bei einer schreckhaften Nachricht befällt und in epidemischen Krankheiten sind sie oft die ersten Kranken *).

e) Hingegen sind Personen, die stets ein geregeltes und beschäftigtes Leben geführt, die ihre Vegetation lange in Uebereinstimung mit Sinnenleben und Locomotivität haben fortschreiten lassen, nicht so leicht einer Ansteckung ausgesetzt, wenn nicht besondere Veranlassungen, Erkältung, Verdruß, Schreck, Störung der Verdauung u. s. w. ihre Lebensintegrität stören.

f) Daher sind ungebildete Menschen den Kindern und schwachen Weibern gleich, sich jedem Eindruck leichter hingebend und auch bei weitem im größern Verhältniß Opfer von epidemischen Krankheiten als gebildete Personen im Wohlstande, besonders wenn die Krankheit neu und die Symptome schreckhaft sind.

g) Anhäufung in engen Räumen, Unreinlichkeit, Mangel u. s. w. können zu dieser größern Receptivität das Ihrige beitragen, sie sind aber nicht die unmittelbare Ursache. Der gesetzte kräftige Artzt geht auch

*) Bertrand: Relation historique de la peste de Marseille, p. 414.

in diese Wohnungen des Mangels und der Unreinlichkeit ohne Furcht*).

§. 25.

h) Wir wissen aus ältern und neuern Erfahrungen: Daß diese Epidemien sich gewöhnlich in Lägern, Schiffen, u. s. w. erzeugen und wir finden dann in Unreinlichkeit, verdorbener Luft u. s. w. hinlängliche Ursache. Einen höchst wichtigen und nicht zu übersehenden Umstand bietet uns aber **die Geschichte:** Wir finden nicht leicht eine sehr verheerende Seuche, wo nicht ein **ungewöhnliches** Zusammendrängen von großen Massen vorzüglich **fremder** Menschen vorher Statt hatte, und die nicht von besondern die Gemüther sehr bewegenden Zeitumständen begleitet wurde. So war es in Athen in der Pest die Polybius so treu beschreibt, und die den Atheniensern einen schweren Anklagepunkt gegen Pericles darbot, weil er die vielen fremden Kriegsvölker nach Athen gezogen hatte; so in

*) In meinem 70sten Jahre, wo ich keine Veranlassung mehr habe mich meines ärztlichen Muthes zu rühmen, darf ich das mit Ueberzeugung sagen. Ich behandelte 1784—85 unter Peter Frank eine sehr böse Epidemie von typhus-gravior mit Petechien, in welcher von 48—50 jungen Aerzten 22 vom Fieber befallen wurden und 6—8 starben, wo alle Eleven Franks bis auf mich und einen Verwandten von Frank (Joseph Frank) sich aus der clinischen Anstalt zurückgezogen hatten, nicht bloß als Arzt sondern oft als Krankenpfleger, ich öffnete mehrere Cadaver an diesem Typhus Verstorbener, ich bin später in vielen Typhus- und Ruhrepidemien thätig gewesen und bin nie angesteckt.

Rom in mehreren Fällen, z. B. 290 Jahre vor Ch. Gb.*). In den volksreichsten Städten breiten sich überall die epidemischen Krankheiten in den vollgedrängten Straßen zuerst und heftig aus, aber gewiß immer da am heftigsten, wo viel Unruhe, Durcheinanderlaufen, Schreck, Furcht u. s. w. Statt findet**).

*) Eine Geschichte der contagiösen und epidemischen Krankheiten, mit besonderer Rücksicht auf die politische und geistige Geschichte der Zeit, könnte ein sehr verdienstliches Unternehmen sein, welches aber große Schwierigkeiten in Rücksicht der Quellen und der Ansichten der Geschichtschreiber hat; in diesen findet man meistens nur das Dasein der Epidemien ohne nähere Bestimmung ihres Ganges, bei den Aerzten aber nichts von jenen begleitenden Umständen. In Italien war die Pest fast eine stationäre Krankheit, etwa so wie jetzt in Aegypten, Syrien und Constantinopel, von 1348 bis 1527. Besondere Begebenheiten, z. B. in Venedig ein heftiges Erdbeben, Belagerungen, Züge von Französischen und Deutschen Kriegsvölkern u. s. w. vermehrten ihre Wüth oder es wurde vielleicht in einzelnen Städten neuer Zunder durch Schiffe zugeführt. In England findet man in den Londoner Todtenlisten von 1603 bis 1679 nur 4 bis 5 Jahre von Pestfällen frei und wenn wir auch sehr vieles auf die Unvollkommenheit der Leichenschau, auf wiederholtes Einbringen neuer Ansteckung aus andern Ländern uud vielleicht auf die Unvollkommenheit der Quarantaineanstalten rechnen wollen, so sagt uns doch auch die Geschichte: Diese Zeit war für England, die das Leben in seinem Innersten am meisten bewegende! Die Jahre 1603, 1625, 1636 mit ihren Folgen sagen uns, daß es ernstliche Pestepidemien waren und manche zweckmäßige Quarantaineverordnung, sowohl für die Häfen als für die angesteckten Oerter, war schon unter Heinrich VIII. gemacht.

**) Gesammelt hat in dieser Rücksicht viele Thatsachen: Hos-

i) Die Ansteckung selbst durch Kleider, Betten, u. s. w. wird im dem Maaß deutlicher und fester, die Krankheit bekömmt immer mehr einen bestimmtern und raschern Verlauf, macht ihre eigenen Crisen und wird tödtlicher, als deutliches Fieber mit der Krankheit verbunden ist; durch das Fieber wird ein wahrer Saamen, ein Contagium bereitet; gehäufte Kranke veranlassen ein Miasma, das in weniger auffallender Erscheinung epidemische und endemische Constitution genannt wird *). So sind in Feldzügen, auf Schiffen und langen Caravanenzügen so manche Elemente, die zur Entwickelung von Fiebern und also zur Bildung eines wahren Contagiums beitragen; **Göthe** hat diese Elemente der Ruhr in dem Feldzuge von 1792 in der Champagne, für die Deutschen Völker so verheerend, sehr wahr und anschaulich beschrieben. Unverkennbar pflanzte sich diese Ruhr später 1793 bis 95 durch die Rheinprovinzen, Westphalen bis Niedersachsen fort, wurde in ihrem Fortgange aber immer weniger fieberhaft und mehr von Witterung und Localbedingungen als von Ansteckung abhängig.

§. 26.

Werfen wir mit diesen Ansichten eine Blick auf

---

sack Essay's on various subjects of medical science. New-York 1824, Vol. I., p. 220.

*) John Pringle, Monro und Gilbert Blane haben dies von der Ruhr deutlich dargestellt; eben so war es bei dem bösartigen Catarrh nicht zu verkennen.

die Nachrichten von der epidemischen Cholera, so wird es uns wahrscheinlich.

1) Daß nicht Apoll um die Beleidigung seines Priesters zu rächen, sondern Hecate oder ein noch feindlicheres Wesen das erste Gift in den giftschwangern Wohnungen der Schlangen und Amphibienungeheuern, den Sümpfen des Ganges, gekocht hat.

§. 27.

2) Auch in den westlichen Tropenländern und in Afrika wird ein ähnliches Gift unter gewissen Umständen gekocht; verbreitet hier gelbes Fieber, dort Typhus unter mannigfaltigen Gestalten und Modificationen, je nachdem die übrigen Elemente bald Ansteckung, bald Epidemie begünstigen. Aber ein Element hatte jenes Gift vor allen voraus: Es wurde in der volkreichsten Stadt am Ganges in Calcutta bereitet, wo hunderttausende von menschenähnlichen Geschöpfen fast jenen Amphibien verwandt, zusammengedrängt in Schmutz ihrem ängstlichem Treiben nach ungesunder Nahrung folgen. Dort waren alle Elemente versammelt um Miasma und Contagium im höllischen Bunde zu vereinigen und tausende dieser unglücklichen Schlachtopfer zu würgen. Es ist nicht mein Zweck eine Geschichte der Krankheit zu schreiben; dazu werden noch manche Thatsachen zu sammeln sein; aber es scheint mir unverkennbar, daß überall nicht ein Element allein, nicht der Schlamm des Ganges oder Euphrates, Unreinlichkeit der Wohnungen, Läger, Caravanen,

nicht Contagium u. s. w., den Gang der Krankheit leiteten, sondern in heißen Climaten, unter mehr vegetirenden, aber auch nach Brot mehr treibenden Völkern, die bald von Kriegsheeren geängstigt wurden, bald selbst gern ängstigen wollten, **waren alle Elemente vereinigt.**

3) Wenn die Gifte anderer heißen Zonen sich nicht mit derselben Wuth allgemein verbreiten, so mangeln ihnen jene wichtigen Momente, übervölkerte Länder mit verweichlichten Einwohnern, Kriege auf Leben und Tod und ängstliches Handeltreiben jeder Art.

§. 28.

4) Wie kam nun die Krankheit aus jenen heißen Ländern in unsere kalten Zonen, in kälterer Jahrszeit an die Ufer der Ostsee oder gar nach Archangel? Die Geschichte der Kriege in Persien, in der Türkei und in Polen müssen die schreckliche pathologische Erklärung geben, der Artzt kömmt da mit allen seinen Erklärungen von Sumpfmiasma, Contagium u. s. w. viel zu kurz!

§. 29.

5) Ob die Krankheit in Folge von siderischen und terrestrischen Einflüssen einen bestimmten Gang nimmt? — Ich gestehe, daß ich keine Thatsache kenne, die mir eine solche Vermuthung wahrscheinlich machen könnte; sie hat sich nach Osten und Westen, Süden und Norden verbreitet und suchte stets in übervölkerten Städten, in feuchten Gegenden, in Kriegslägern und

Caravanen ihre Opfer; ich gestehe aber auch, daß mir diese Einflüsse der Gestirne und der Erde zu unbekannt sind, als daß sie mir Furcht oder Sicherheit einflößen könnten. Einen Einfluß, den Hippocrates auf eine bewunderungswürdige Art so bestimmt bezeichnet, haben wir mit den Gestirnen und der Erde und **allem** was darauf athmet und lebt gemein; er läßt sich aber weder classificiren, noch unter physische oder physiologische Gesetze bringen, **weil er das Leben selbst ist.**

§. 30.

Habe ich es mir erlaubt über die Natur einer Krankheit, die ich Gottlob! noch nicht bei tausenden von Kranken gesehen, bloß nach der Analogie von dem, was ich von andern epidemischen und contagiösen Krankheiten gesehen und erfahren habe, etwas zu sagen, so wird es mir auch erlaubt sein, über die Abwendung derselben noch einige Fragen zu beantworten.

§. 31.

1) Sind strenge Quarantainen nothwendig? Ich glaube **die strengsten**, so lange in der Nähe der Länder an den Ufern der Ostsee, an den Grenzen von Preußen und Oesterreich jene gefährlichen Heerde der Pest, Krieg und Kriegszüge, Schreck, Hunger und Elend jeder Art fortdauern. Der Streit zwischen Contagionisten und nicht Contagionisten darf hier nichts entscheiden, da er sich auf **nicht zu lösende Räthsel**

beschränkt. Mit vollkommenem Beifall der nicht Contagionisten sind die Quarantaineanstalten in Amerika geschärft. Jene läugnen nicht, daß in Schiffsräumen selbst dann eine verpestete Atmosphäre transportirt werden kann, wenn die Schiffsmanschaft gesund ist, ferner daß diese Atmosphäre sich an Waaren und Kleider hängen kann*). Ich darf behaupten, daß die ältern Aerzte, **Mead**, **Diemerbroeck** u. s. w., mehr practische Ansichten geben, weil sie die Erscheinungen mehr im Ganzen übersehen und die letzte Ursache der Erscheinungen nicht **im Begrenzten suchen wollen.**

Wir können aber auch hoffen, daß diese Pest, wie so manche andere Seuche, immer mehr an Virulenz abnehmen, zuletzt vielleicht in eine allgemein mittheilbare, aber weniger tödtliche und weniger ansteckende Cachexie, etwa kaltes Fieber, Dyspepsie, Diarrhöe ausarten wird, so bald jene Steigerungsursachen aufhören. Noch ist das mit allen ansteckenden und epidemischen Krankheiten der Fall gewesen, keine gedeiht in fremden Climaten, wenn nicht besondere Ursachen sie pflegen. Die in Lägern erzeugte ansteckende typhöse Ruhr und Cholera geht in blutige Diarrhöe ohne Fieber über (so sah ich sie in den Jahren 1793-94 in Westphalen herrschen), das bösartige Sumpffieber in leichtere Tertian- oder Quartanfieber, das Hospitalfieber in Epidemien von typhus mitior. — Ich möchte hinzusetzen die

*) Chapman M.D., Thoughts on the cause, phenomena and laws of epidemics &c. in the Philadelphia journal of the medical and physical sciences. Vol. VIII. & IX. p. 118. S. Zusätze No. 2.

im Jahre 1494 und lange nachher so schreckliche venerische Krankheit in Gonorrhöe und vor oder nach Blatternepidemien zeigen sich sehr häufig Varicellen. Selbst bei der Ostindischen Cholera haben wir davon Spuren. Außerdem daß sie in Moskau im Verhältniß weit weniger allgemein war, so daß viele Aertzte und namentlich der große Anatom **Chr. Loder** sie nicht für ansteckend halten wollten, manifestirte sie sich bei vielen andern Kranken als Uebelkeit, Diarrhöe u. s. w. ohne jene tödtlichen Symptome der Cholera, so daß keine andere Krankheit in Moskau existirte; jede Störung des vegetativen Lebens nahm diese Form an*). (S. Chr. Loders Nachrichten über die Cholera in Moskau). Ganz anders zeigte sie sich aber an den Grenzen von Gallizien, in Brodi u. s. w. und in Podolien, Augustowa u. s. w.; wo Heere mit Wuth gegen einander kämpften, und jede Art von Leidenschaft sich mit ihr verbündete.

§. 32.

Wir haben bis jetzt keine Thatsachen, die uns eine andere Art der Ansteckung bei dieser Ostindischen Cholera, als bei allen andern typhösen, ansteckenden Krankheiten beweislich machen könnten und wir müssen daher dieselben Gesetze befolgen, welche bei den Quarantaineanstalten seit 1484 in Venedig und andern Italiänischen Handelsstädten, nachher in Frankreich, England, Dänemark und auch in den Staaten von Nordamerika eingeführt, vorzüglich aber durch die humanen Bemühungen von **Howard**, **Russel** u. s. w. vervollkommnet sind.

---

*) S. Zusätze No. 3.

§. 33.

Es ist mein Beruf nicht, über die wichtige Polizei dieser Quarantainen zu reden, die in Rücksicht der Pest sich seit dem Anfange des 18ten Jahrhunderts als die wohlthätigsten Institutionen für die Menschheit bewährt haben, wenn sie auch noch immer der sorgfältigsten Verbesserungen fähig sind. Nur einiges Aerztliche darf ich hinzufügen:

1) Vom Typhus haben Jackson und Andere viele Fälle, wo die Personen 40 Tage gesund schienen und bei besondern Veranlassnngen, Erkältung, Wohnung an feuchten Orten u. s. w., den vorhin aufgefangenen ansteckenden Typhum bekamen und Andere ansteckten; ich selbst habe die sichere Erfahrung gehabt, daß eine Familie ein bösartiges Fieber aus Liverpool mitbrachte, über 4 Wochen gesund war und die Dienstmagd zuerst von demselben typhösen Fieber befallen wurde, da sie in einer feuchten Kellerküche die Haushaltung besorgen und in derselben schlafen mußte; sie starb und von ihr wurde die ganze Familie mit Ausnahme das Hausvaters angesteckt. Diemerbroeck hat einen selbst beobachteten Fall, wo ein Mann vor der Pest an einen nicht angesteckten Ort floh, fast 3 Monate an etwas Kopfweh, Schwindel u. s. w. litt, dann aber die Pest bei ihm zum vollkommenen Ausbruch kam*). Waaren wer-

*) Auch in Marseille wurde ein Mann der mit einem unreinen Passe aus der Levante kam, nach 19 tägiger Quarantaine von der Pest befallen, ohne Wahrscheinlichkeit, daß er in Marseille angesteckt sei.

den, auf die Möglichkeit des versteckten Pestgiftes gehörig Rücksicht genommen, auch da wo nur an Gefahr zu denken ist, gelüftet und gereinigt. Kann das bei Personen mit gleicher Sicherheit geschehen? Können alle Menschen an einem unreinen Orte so zurückgehalten werden, daß sich nicht der Einzelne vor der vollkommenen Reinigung, der Quarantaine entzieht und von einem unverdächtigen Orte weiter reiset? Kann er nicht seines Berufs wegen als Militär, Courier u. s. w., selbst zu einer solchen Reise gezwungen sein? Seine Effecten können gereinigt werden, seine vollkommen gesund scheinende Person gewiß nicht. Die Quarantainegesetze haben daher alle Ursache gegen Personen strenger, als gegen Waaren zu sein und bei so gefährlichen Zeiten, als die gegenwärtigen, dürfte es keiner Person erlaubt sein, ein gesundes Land zu betreten, wenn sie nicht hinreichend darthun könnte, daß sie seit 2 Monaten gesund und keiner Gefahr der Ansteckung ausgesetzt gewesen sei. Nach der Herstellung der Communication mit angesteckten Oertern wäre dieses hauptsächlich zu berücksichtigen.

§. 34.

2) Die Entdeckung der Gegenwart ansteckender Krankheiten ist bei der vollkommensten Sorgfalt der Polizei anfangs sehr schwer; erst die Menge ihrer Opfer verräth ihre Gegenwart. Sind daher die Quarantainegesetze ungerecht, die nicht einzelne Häfen und Städte, sondern ganze Länder und Meere für ver-

dächtig erklären und in Folge dessen die Communication mit denselben beschränken? Soll dadurch aber Sicherheit verschafft werden, so müssen die Quarantainegesetze auf alle Verdächtige in gleichem Maaße angewandt werden. Eine sogenannte Probequarantaine von 10-20 oder 30 Tagen giebt keine Sicherheit.

3) Auf ausgedehnten Grenzen, Seeufern u. s. w. ist strenge Militärbewachung oder enge Bewachung von den angrenzenden Landbewohnern höchst beschwerlich, kostbar und vielleicht selbst gefährlich; der Cordon kann selbst angesteckt werden und verbreitet dann das Gift schneller in der Gegend. Nur Furcht und Abscheu gegen das größte Verbrechen, was einer gegen das Vatertand begehen kann, muß sichern Schutz geben. Die geringste Uebertretung der Quarantainegesetze, auch das Verschweigen solcher Vergehungen muß mit den härtesten Strafen nicht bedroht, sondern bestraft werden und häufige Patrouillen zu Pferde, müssen die Schuldigen entdecken und vom Vergehen abschrecken.

§. 35.

Ein weit sichereres Schutzmittel gegen die schrecklichste aller menschlichen Plagen ist nicht ärtztlichen Ermessens!

Atreus Sohn, nun denk' ich, wir ziehn den vorigen Irrweg
Wieder nach Hause zurück, wofern wir entrinnen dem Tode;
Weil ja zugleich der Krieg und die Pest hinrafft die Achaier.
Aber wohlan, fragt einen der Opferer, oder der Seher,
Oder auch Traumausleger; auch Träume ja kommen von Zeus her;
Der uns sage, worum so erreiferte Föbos Apollon.

Ilias, 1. 59.

Wird in fraternisirenden Volksversammlungen oder in feierlichen Conferenzen der großen Mächte, ein Chalcas erstehen, dem der Vater der Götter und Menschen das goldene Thor der Träume eröffnet? Wird der nicht wie jener neuen Zwist schaffen? — Möge sie alle der höhere Athem beleben, der Gemüther wie den Ocean in stürmischen Wogen aufregt und wieder besänftigt!

§. 36.

Bei ausgebrochnen Seuchen ist das sicherste Mittel — bereits von Hippocrates empfohlen *) und von Galen **) zu practisch für seine ärtztliche Ehre geübt — **die Flucht**, welche aber, wenn sie nicht unter humaner Controlle steht, auch ganzen Ländern verderblich werden kann. Die Italiänischen Handelsstaaten retteten sich oft dadurch, daß sie beim Ausbruch der Pest alle Reichen wegreisen ließen und alle Armen verjagten ***), wodurch denn freilich die Seuche oft in andere Länder gewälzt wurde. In Sirmien retteten sich mehrere Oerter vor der ausgebrochenen Pest, indem alle Bewohner in die Wälder flohen.

---

*) Hippocrates. De natura hominis S. II.

**) Er erzählt von sich, daß, als die Pest in Aquilogia wüthete und er mit dem kleinen Heere, in welchem sie bereits herrschte, den Kaiser nach Rom begleiten sollte, er ein schuldiges Opfer, welches er dem Aesculap in seinem Vaterlande bringen müsse, vorgeschützt und sich entfernt habe. De propr. Libr. Cap. 2. Auch aus Rom entfernte er sich der Pest wegen zu einer andern Zeit, nachdem er da drei Jahre als Artzt practisirt hatte.

***) Diemerbroeck. De peste Cap. IV.

§. 37.

Um diese Flucht möglichst schadlos und am wenigsten unbequem zu machen, ist das einzige Mittel, so schnell wie möglich die Kranken von den Gesunden, die sehr Verdächtigen von den weniger Verdächtigen zu trennen und alle ohne Ausnahme unter strenge Aufsicht zu stellen. Die gründlichsten Regeln, aus theurer Erfahrung geschöpft und mit humanem Geiste erwogen, hat uns, in Rücksicht der Trennung der Gesunden von den Kranken, Antrechau, erster Bürgermeister in Toulon im Jahre 1721 bei dem Ausbruch und der Dauer der Pest, als ein kostbares Geschenk zur Zeit der Gefahr, hinterlassen*). Ich glaube manchem meiner Leser einen Dienst zu leisten, wenn ich die vorzüglichsten Grundsätze, welche wir ihm verdanken, hier darstelle.

§. 38.

1) Es ist für die Erhaltung der Wohlfahrt der Stadt selbst, so wie des ganzen Landes von der größten Wichtigkeit, eine ansteckende Krankheit nicht zu verheimlichen. Nur im ersten Anfange können Maaßregeln getroffen werden, welche Providirung der Stadt, Sicherheit des Eigenthums und Verminderung aller Greuel, die in solchen Zeiten des höchsten Elends begangen werden, befördern können. Genaue Volkslisten,

*) Herrn von Antrechau's merkwürdige Nachrichten von der Pest in Toulon welche im Jahre 1721 gewüthet hat. Aus dem Französ. übersetzt von Freiherrn v. Knigge nebst einer Vorrede von D. Joh. Alb. Heinr. Reimarus. Hamburg 1794.

pflichtmäßige Berichte von Aertzten und Geistlichen, müssen die Obrigkeit in den Stand setzen, das traurige Urtheil von Infection besonnen, aber ohne Furcht auszusprechen.

§. 39.

2) Von dem Augenblicke an ist die Stadt in kleinere Sprengel zu theilen, wovon jeder seinen Vorsteher mit mehreren Gehülfen aus der Bürgerschaft hat, welche die Polizei nach Umständen handhaben und verpflichtet siud, sich von dem Gesundheitszustande jedes Hauses und seiner Bewohner täglich genau zu unterrichten (ohne daß sie nöthig haben, in die Häuser selbst zu gehen), diesen Befund in die Volkslisten einzutragen und davon eine Abschrift auf das Rathhaus*) und die andern an die Vorsteher abzuliefern. Sobald zweifelhafte Krankheits- oder Sterbefälle vorkommen, muß der Districtsartzt oder wenn es die Vorsteher fordern, müssen mehrere über den Fall urtheilen.

§. 40.

3) Diesen Vorstehern ist die ganze Polizei ihres kleinen Districts anvertraut, sie sorgen nicht nur für die Trennung und Verpflegung der Kranken und Gesunden, sondern auch für Schutz des Eigenthums und der Personen. In Toulon hatten sie sogar die Be-

*) Die Aufbewahrung dieser Listen auf dem Rathhause empfiehlt Antrechau dringend, damit sie in Krankheits- oder Sterbefällen des Vorstehers, nicht verloren gehen.

fugniß den letzten Willen der Sterbenden (Testamente) zu Protocoll zu nehmen und diese Protocolle hatten öffentlichen Glauben. Sie nahmen die Schlüssel der Sterbenden in Verwahrung und besorgten die Begräbnisse.

§. 41.

4) Auf gleiche Weise wird die Umgegend auf mehrere Meilen in kleine Districte mit Vorstehern und Gehülfen getheilt, die auf ähnliche Art von jedem Bewohner des Districts, so wie von seiner früheren Wohnung in der Stadt, genaue Notiz nehmen und in diese Listen eintragen müssen, (wozu besondere Schema's gedruckt ausgetheilt werden) und welche gleichfalls die Polizei nach Umständen handhaben.

§. 42.

5) Sobald die Seuche sich offenbart hat, darf kein Bewohner der Stadt und des Districts bei schwerer Leibesstrafe (Todesstrafe sagt der Französische Verfasser) die Stadt und den District verlassen.

§. 43.

6) Dieses Verbot erstreckt sich noch schärfer auf diejenigen, welche sich gegen die Gesetze in einen verdächtigen Ort geschlichen haben.

§. 44.

7) Auf das Entweichen aus dem verdächtigen Districte in einen gesunden muß unausbleiblich Lebensstrafe gesetzt sein.

§. 45.

8) Die Versorgung eines solchen Districts mit Lebensmitteln erfordert große Sorgfalt der obern Behörde, ist aber durchaus nicht schwierig, wenn vom Anfange an Ordnung und Liberalität eingeführt wird. Die Regierung und die Reichen dürfen nicht karg sein, wo es das Leben vieler tausend Einwohner gilt. Antrechau giebt darüber sehr practische Anleitung.

§. 46.

9) In dem abgeschlossenen Districte darf kein von der Krankheit Befallener den Aufenthalt ändern. **Jeder Transport der Kranken vermehrt die Gefahr der Verbreitung, den Schreck und die Muthlosigkeit** auf mehrfache Art für die Kranken selbst und die Stadt. Nimmt die Krankheit zu, so werden bald auch die größten Krankenhäuser überfüllt und werden dann ein Abgrund der Verworfenheit, des Lasters und der Unreinlichkeit, wodurch die Ansteckung täglich gesteigert wird.

10) Quarantainen für mehrere Familien in solchen Häusern einzurichten, ist noch unmöglicher und unpassender, da dann die Zahl der durch jede Polizei schwer zu regierenden Bewohner, auch weit größer wird. Die Wohlthätigkeit des Mittelalters war wahrlich nicht geringer als die des gegenwärtigen; jede Stadt in Deutschland, Frankreich und Holland hatte ihre Pest-

höfe, Leprosenhäuser und Seuchenhäuser *) oft von bedeutendem Umfange. Schon zu Diemerbroecks Zeiten waren sie in Frankreich, Italien un Deutschland nicht mehr und auch in Nimwegen war zu seinem Leidwesen keines vorhanden; der fromme Holländer klagt darüber den Geiz und die Nachlässigkeit der Magistrate an, welche vorzüglich den Greueln, die in diesen Häusern vorgingen, steuern sollten. Der edle Antrechau, wider dessen Rath und Ueberzeugung solche Quarantainehäuser in Toulon errichtet wurden, der mit seinen beiden Collegen (bald Opfer ihres Eifers) die größte Thätigkeit zur Erhaltung der Ordnung anwandte, "muß "einen Schleier über die Scenen der höchsten "Verworfenheit und Grausamkeit werfen, welche "in diesen Häusern, in denen Schmerz und "Trostlosigkeit ihren Sitz hatten und die Raben (die Leichengräber) allein den Meister "spielten, vorfielen."

§. 47.

11) Um so mehr wird aber jeder inficirte Ort von aller Gemeinschaft mit dem noch gesunden Theile der Stadt abgeschlossen, das Haus wird deutlich bezeichnet, bewacht und nur der Medicinalbehörde ist es erlaubt einzugehen; jeder andere, der es aus guten oder bösen Absichten versuchen will, sich einzuschleichen, hat unvermeidlich das Leben verwirkt; sobald mehrere Häuser

*) Diemerbroeck. De peste Cap. III. p. 157.

in einem Quartiere inficirt sind, wird das ganze Quartier auf ähnliche Art abgeschlossen. Eine solche Ordnung ist in einem kleineren Districte von Männern, deren eigene Wohlfahrt auf der Erhaltung derselben beruht, mit der Unterstützung von Wachen die mit Feuergewehr bewaffnet sind, leicht zu erhalten, hingegen in einer Stadt, wo alles in Schreck und Furcht durcheinander läuft, wo hier Leichen umhergezogen werden, dort winselnde Kranke vielleicht auf der Straße liegen bleiben, ist der Verzweifelung und der mit ihr im Bunde stehenden Bestialität keine Schranke gesetzt.

§. 48.

12) Dieses Zusammenhalten der Einwohner in kleinern Abtheilungen hat noch den großen Vortheil, daß man bald auch eine Zahl Reconvalescenten erhalten wird, die man kennt und von denen man weiß, was man ihnen anvertrauen kann, und unter diesen wird bald eine Zahl von Wärtern, Unterchirurgen u. s. w. zu finden sein, die ohne Gefahr bei den Kranken gebraucht werden können*).

§. 49.

13) Sollten die Aerzte und Vorsteher in einem bereits ganz inficirten Quartiere mehrere Kranke finden, deren Verpflegung eine Veränderung der Lage erforderte, so steht es ihnen frei, in demselben Districte

*) Antrechau erzählt davon ein interessantes Beispiel.

ein passendes Local zu miethen oder sie in ein ganz verlassenes Haus einzunehmen, wo sie mit mehr Bequemlichkeit den Kranken das Nothwendigste durch ihre Wärter, nicht durch Verwandte reichen lassen.

§. 50.

14) Vorzüglich die ärztliche Behörde muß die nöthigen Gehülfen und Wärter haben, die leider bei großer Verbreitung des Uebels z. B. in Marseille, Toulon u. s. w. von den Galeeren genommen werden mußten. Auf jeden Fall muß hier die strengste Subordination ersetzen, was die Justiz nicht leisten kann. Es ist ein furchtbarer Kriegszustand gegen den grausamsten Feind und da kann nur die absoluteste Macht und Subordination Ordnung erhalten. Specielle Reglements, nach Art der Kriegsartikel, sind dazu nöthig, aber hier nicht unser Beruf sie zu machen.

§. 51.

Sowohl aus der inficirten Stadt, als selbst noch aus dem inficirten Hause ist es nicht allein jedermann (mit Ausnahme der Familie des Kranken) erlaubt zu fliehen, sondern jeder wird dazu möglichst aufgemuntert. In Sirmien wurden die Einwohner selbst gezwungen, in die Quarantainen zu ziehen. In sehr volkreichen Städten dürfte das vielleicht schwieriger sein. In Florenz mußte man 1631, da die Pest sich in der Stadt verbreitete, Lazarethe, Contumazhäuser und Magazine für Lebensmittel anlegen und die Großherzoglichen

Schätze wurden zum wahren Wohl der Unterthanen verwandt. Das in der Stadt angelegte Lazareth, in welches man die Pestkranke mit Gewalt brachte, schlug den Muth der Leute so nieder, daß sie sich schon für verloren schätzten, sobald man sie dahin brachte. Man mußte also neue Lazarethe vor der Stadt anlegen und den Reichen erlauben sich in ihren Häusern curiren zu lassen (Allgm. Weltgesch. von le Bret, Th. 46, B. 2, S. 556.) Um so rathsamer ist es aber, dieses Entfliehen der nächsten Umgebungen (mit Ausnahme des zur Wartung des Kranken nothwendigen Personals) möglichst zu erleichtern. Gute Gartenhäuser, bequem erbaute Hütten mit dem notwendigsten Geräthe werden in der ersten Zeit, wo die Flucht vielleicht noch die ganze Stadt vor allgemeiner Ansteckeung retten kann, den Entschluß zur Flucht befördern und die Behörde muß, mit Achtung für die Freiheit des Menschen, in dem einzelnen Falle auch den Eigensinn der Individuen zu leiten wissen, daß er dem Ganzen nicht verderblich werde.

§. 52.

Aus der inficirten Stadt, kann eine Familie oder der Einzelne, sich durch den ganzen in Quarantaine gesezten District eine Wohnung wählen, wenn er:

a) Mit keinem Inficirten durch Umgang in Berührung gekommen ist und in einem noch nicht inficirten Quartiere wohnt.

b) Vor seinem Auszuge beweiset, daß er eine abgesonderte Wohnung, in welcher keine andere Familien wohnen, eigenthümlich oder gemiethet hat; in diesem Falle darf man ihm keine Hindernisse in den Weg legen und er kann auf Wagen oder Karren die nöthigen Mobilien aus seinem Hause mitnehmen, wenn dabei die gehörige Vorsicht beobachtet wird, daß auch diese nicht mit andern in Berührung kommen.

c) Die abgesonderte Wohnung kann auch zu einem größern Gehöfte, Garten u. s. w. gehören oder für ihn darauf errichtet werden, wenn sie nur mit keinem andern Gebäude in Verbindung steht*).

---

*) Daß auch beim Typhus, bei der Ruhr u. s. w. die Luft von den Kranken nicht eigentlich ansteckend ist, davon hatte ich 1802 einen Beweis. In zwei Dörfern, wovon das eine 7 und das andere 15 Gehöfte hatte, in welchem erstern 450 und im letztern über 800 Einwohner meistens Leinweber mit ihren zahlreichen Familien in elenden Hütten wohnten, waren im erstern über 280 und im letztern über 400 zugleich am typhus gravior und mitior krank; unter diesen war aber fast kein Höfner mit seiner Familie. Bei einer armen Frau fand ich zwei kranke Töchter auf meiner Krankenliste; nachdem ich das Nöthige bei ihnen besorgt, hörte ich in einem Winkel noch etwas ächzen. Die Mutter wurde über meine Entdeckung sehr erschrocken, bat in ihrer wahrhaft christlichen Einfalt tausendmal um Verzeihung und sagte: "Dieses arme Mädchen wurde von den reichen Hofbesitzern vom Hofe geworfen — das ist ja natürlich, solche reiche Leute wollen dergleichen ansteckende Krankheiten nicht in ihren Häusern haben, sie kroch bis vor meine Thür, da war ich ja ihr Nächster, der sie aufnehmen mußte." Gott segne deine Seele, liebe, fromme Einfalt!

c) Das Haupt der Familie muß sich vor seinem Einzuge verbindlich machen, in diesem abgesonderten Gebäude eine 80 tägige Quarantaine zu halten, nichts aus seinem Hause von Gift fangenden Stoffen, auch nicht das Geringste, entkommen zu lassen und keinen im Districte zu berühren, die Wohnung streng rein zu erhalten und besonders für fleißiges Waschen der Körper und Kleider zu sorgen. Diese Verbindlichkeit übernimmt er für die ganze Familie.

d) Jeder aus dem Districte kann sich ihm nähern und ihm Lebensmittel, Waaren aller Art zubringen, aber nichts von ihm Berührtes zurücknehmen, noch weniger in sein Haus gehen oder Bewohner desselben berühren.

e) Im Fall diese Communication nicht hinreichen sollte, sorgt die Commune für seine nöthigsten Bedürfnisse, auf seine Kosten oder auf Kosten des Staats.

f) Täglich wird seine Familie von den Vorstehern und dem Artzte untersucht, wobei sich jeder persönlich zeigen muß. Aeußert sich die Krankheit, so wird das Haus scharf bewacht und es darf niemand heraus; von den ärtztlichen Behörden werden die Kranken besucht und verpflegt *).

§. 53.

Familien die aus einem bereits als inficirt abgeschlossenen Quartiere oder Hause ziehen wollen, können

---

*) Ausführlich ist über die Flucht vor der Krankheit oder die Trennung der Gesunden von den Kranken bereits von Richard Mead De peste, nachher besonders von Russel gehandelt.

nur in einen der Stadt nähern Bezirk, welcher nach Umständen angewiesen und nach den Bedürfnissen vergrößert wird, einziehen.

a) Es ist sehr zu wünschen, daß in einem solchen Bezirke eine Zahl Gartenhäuser befindlich sind, welche von Wohlhabenden unter billiger Vermittelung der Oberbehörden gemiethet werden können. In jedem Gartenhause darf aber nur eine Familie wohnen.

b) Sind solche für den Fliehenden nicht zu haben, so werden auf die bequemste Art abgesonderte Hütten erbauet und mit der nöthigen Befriedigung umgeben, worin die Gesunden, und demnächst die Kranken, von den Vorstehern und von den ärztlichen Behörden möglichst besorgt werden*).

c) In diese Quarantainen kann niemand eigene Kleider, Bettzeug und Mobilien mitbringen; alles dieses wird nach Umständen auf seine und des Staates Kosten so einfach wie möglich angeschafft; er muß alle Kleider vor dem Eintritt ablegen, wird mit Chlorwasser gewaschen oder darin gebadet und erhält neue warme Wäsche und Kleider; die seinigen werden nach Vorschrift gelüftet oder verbrannt.

---

*) In Sirmien waren es Erdhütten. Bretterhütten können so gebauet werden, daß sie auch im Winter gegen die Witterung nothdürftig schützen. Der Baumeister wird sich hier ein bleibenderes Denkmal setzen, als wenn sie von Riesenmauern wären, indem er jede Bequemlichkeit benutzt, welche das Local und die Mittel darbieten.

d) Der Platz dieser Quarantaineanstalten muß möglichst trocken und leicht mit Wasser zu versehen sein.

Der Bau solcher Quarantaine- und Krankenhütten ist nicht etwa ein Project, sondern sie haben ihre Zweckmäßigkeit auf die wohlthätigste Art erprobt. In Sirmien wurden sie unter der Leitung des dirigirenden Pestarztes in den Jahren 1795 und 1796 eingeführt, in Ostgallizien 1797 und 1798 vervollkommnet, und unterdrückten eine bereits vorgeschrittene Epidemie der schrecklichsten Art sehr glücklich und mit verhältnißmäßig sehr geringen Opfern.

Ich halte es für zweckmäßig das Reglement für solche Contumazeinrichtungen nebst dem Grundriß derselben, aus dem höchst schätzbaren Buche*) des Herrn von Schraud, vorläufig meiner Abhandlung beizufügen. Jede Behörde wird sowohl dem trefflichen Werke von Antrechau (der dieselbe Art der Trennung der Gesunden von den Kranken dringend empfiehlt aber nicht practisch üben konnte), als diesem des Herrn von Schraud die größte Aufmerksamkeit widmen und im Nothfall das, was über Verpflegung, übrige Polizei und nachmalige Reinigung der angesteckten Oerter gesagt ist, in Anwendung bringen. Eine Dänische Uebersetzung des Antrechau'schen ganzen Buchs und ein Auszug des Buchs von Herrn von Schraud, würde nach meiner Ueberzeugung vom größten Nutzen sein. Aber die Hauptsache ist auch hier: kluge, feste und humane Anwendung der allgemeinen

*) Franz von Schrauds Geschichte der Pest in Sirmien in den Jahren 1795 und 1796 1ster und 2ter Theil. Pesth 1801.

Grundsätze auf die individuellen Fälle und ruhiges, festes, mitwirkendes Vertrauen des Publicums auf die einzuleitenden Maaßregeln.

§. 54.

Als Sicherungsmittel für gesunde Individuen weiß ich nicht mehr, als was bereits Diemerbroek gegen die Pest empfiehlt. (S. Zusätze Nr. 4.)

a) Geregelte Diät nach der Gewohnheit des Individuums. Vegetabilische und animalische Kost, wie es der Vernünftige gewohnt ist. Man mache die Integrität des Lebens nicht wankend, indem man plötzlich von einem zum andern übergeht. Dasselbe dürfte von Aufregungen des Lebens jeder Art zu sagen sein; wer gewohnt ist, sich durch Wein zu erheitern, werde aus Vorsicht nicht Wassertrinker u. s. w. Jede Ueberreizung macht aber empfindlicher für die epidemische Ansteckung. Jede Berauschuug in Wein und Branntwein und auch jede andere heftige Aufregung wird gefährlich.

b) Guter Muth; der am besten erhalten wird, wenn man sich mit der Gefahr und den Mitteln der Abwendung bekannt macht. Nur das Unbekannte erregt Schreck und erschüttert die Integrität des Lebens.

c) Vernünftige Entfernung von der Gefahr mit Aufopferung gewohnter Bequemlichkeiten.

d) Geistige und körperliche Thätigkeit.

e) Freie reine Luft. Ob Räucherungen jeder Art, von Essig, Chlor, gerühmten Rauchpulvern u. s. w., die

Luft verbessern können, weiß ich nicht. Sie können das eigentliche Miasma vernichten und in Krankenzimmern werden sie den Aerzten, die sich den Kranken nähern u. s. w., nebst allgemeiner Reinlichkeit, großen Schutz gewähren. Aber man kämpfe nicht gegen einen Feind, der nicht da ist.

f) Niemand schlafe in Kellern oder nicht unterkellerten Gemächern; am sichersten ist es im obersten Stock. Hunter, Lind, Pringle, Bancroft haben Beweise, daß in Baraken die Soldaten im untern nicht unterkellerten Stock im Verhältniß wie 3 zu 1 erkranken. In Jamaica mußte man daher den untern Stock ganz unbewohnt lassen. (S. Chapmann l. c. P. 374). Selbst in einigen Städten der Türkei wird es bei herrschender Pest polizeilich verboten.

g) Der Abenthau ist in allen heißen Ländern als höchst gefährlich befunden. Lind und viele andere Aerzte haben es bestätigt, daß auf den sumpfigen mit Holz bedeckten Inseln jedermann am Tage sich ohne Nachtheil aufhalten und tiefer ins Land gehen konnte; blieben aber Leute die Nacht über daselbst, so wurden oft 8 von 10 am bösen Fieber krank. Dieselbe Erfahrung hat man in Rom von der Malaria; der erste Abendthau ist gefährlich, ist dieser niedergefallen, so strömt alles wieder auf die Gassen hinaus. Eben so hütet man sich in Nordamerika Abends in die angesteckten Quartiere zu gehen, die man am Tage nicht fürchtet. Johnson hat einmal in der Nähe des Ganges, diesen niederfallenden Thau als übelriechend bemerkt und er bekam, während er über den Ursprung des Geruchs nachforschte, alle Zufälle seines nachtheiligen Einflusses, Schwindel, Erbrechen u. s. w.

g) Die Kraft des Quecksilbers Contagien im Organismo zu zerstören und unschädlich zu machen, bevor sie zum Ausbruch kommen, ist von dem Artzt Kütl und Herrn von Schraud durch sehr wichtige Beobachtungen in der Pest wahrscheinlich gemacht und Schrauds Ansichten darüber beweisen den Scharfsinn und die Wahrheitsliebe des trefflichen Artztes. Wönsels Erfahrungen über dieselbe Wirkung des Quecksilbers in den Blattern deuten auf dasselbe hin, wenn auch seine Versuche sehr chemisch und seine Erfahrungen in Krankheitsfällen sehr einzeln sind. Ich gestehe, daß ich bey einem hoffnungslosen Typhuskranken gezwungen wurde, länger als 14 Tage jede 2te Stunde zwey Gran Calomel zu geben, weil nichts anders seine erschöpfende Diarrhöe stillen und den geringen Lebensfunken erhalten konnte; er bekam in allen 280 Gr. Calomel die ihm keinen Speichelfluß erregten und wurde gerettet, bekam aber nachmals eine Caries am Schienbeine, welche ihn länger als ein Jahr aufs Krankenbett warf. Ich habe es in jener Epidemie 1797 oft mit Nutzen gebraucht, aber in andern Epidemien auch keinen Nutzen davon gesehen. Als Präservativ in der Cholera könnte es nur da zu versuchen seyn, wo die Gefahr der Ansteckung unvermeidlich wäre und dann könnte vielleicht ein Pulver von (4 bis 6 Gr.) Calomel mit (einem halben Skrupel) Jalappenwurzel dieselben

Dienste thun, als ein nicht gleichgültiger täglicher Gebrauch des Quecksilbers.

h) Belladonna ist gegen Scharlachansteckung und gegen das Miasma des Keuchhustens häufig gerühmt und ich habe viele Gesunde, das Pulver der Belladonna-Blätter (zu einem halben bis ganzen Gran) oder auch das Extract in Tropfen (zu $\frac{1}{12}$ Gran täglich zweymal) lange Zeit gebrauchen lassen; sie bekamen Scharlach und Keuchhusten nicht und spürten auch keine nachtheilige Wirkung für die Folge. Negative Fälle sind auch beobachtet. — Bey näherer Gefahr hat der Artzt Ursache Versuche damit zu machen.

i) Oehleinreibungen?

k) Kampfer??

§. 55.

Als Heilmittel haben uns mehrere Englische Aertzte Aderlaß, Opiate, Calomel u. s. w. emphohlen, Russische Aertzte, namentlich der Veteran Chr. **Loder**, der den Medicinalanstalten in Moskau mit vorstand, haben dies unwirksam, oft schädlich gefunden. Mit andern hochgerühmten Mitteln, Bismuthum nitricum præcipitatum u. s. w. ist es derselbe Fall gewesen. Die Kranken müssen es sich schon in jeder Epidemie gefallen lassen, daß die Aertzte an ihnen die rechte Heilmethode durch Versuche lernen und für die Kranken und für die Aertzte ist es gut, wenn ihnen die nöthige Zeit dazu gegeben wird. Der erfahrene Artzt wird sich bei dieser, wie bei allen contagiösen und epidemischen Fiebern bescheiden: **daß er nur mit der** größten Vorsicht sich in den Kampf des Lebens gegen den Tod mischen darf. Er wird von keinem specifischen Mittel unbedingt Hülfe erwarten, sondern sich seiner einzigen Pflicht als Artzt stets erinnern: Mit Muth, welchen er dem Kranken mittheilt, dem Leben in dem Kampfe zu Hülfe zu kommen und das Schädliche zu entfernen. So lange die Aertzte den Kranken als ein Galvanisches, chemisches oder gar mechanisches Automat betrachten, in welchem sie stockende Getriebe durch Polaritäten, Reagentien und hydraulische Hülfsmittel berichtigen sollen, werden sie nicht glücklich heilen. Aber glücklicher siegt oft das Leben des Kranken und der Triumph des letzten Mittels ist dann der größte.

§. 56.

Ich bin bei dieser Krankheit Gottlob! nicht in der Schule gewesen und darf also nicht urtheilen; bey Ruhrepidemien habe ich sie einzeln und bei einer sehr verbreiteten Ruhrepidemie in Westphalen, zweimal eben so schnell tödtend gesehen, als diese Ostindische Cholera; die Kranken starben binnen 12 Stunden. Im Julius 1794, wo die Ruhr in der Gegend von Driburg herrschte, fühlte ich mich einige heiße Sommertage hindurch fieberhaft und erkältet. In der größten Mittagshitze war ich genöthigt eine Reise zu machen und fand Abends um 6 Uhr bei meiner Rückkehr eine frohe Gesellschaft unter Lindenbäumen. Ich kühlte mich erst vorsichtig ab, wechselte Kleider und setzte mich zu derselben. Mein großer Durst und meine trockene Zunge verführten mich, zwei Weingläser voll Limonade zu trinken. In der Nacht um 12 Uhr erwachte ich mit den heftigsten Leibschmerzen, oberhalb des Nabels, anhaltendem Erbrechen und häufigen wässrigen Stuhlgängen. Hände und Füße waren kalt und zweimal war ich vollkommen ohnmächtig, so daß ich vom Stuhle auf die Erde fiel und man mich ins Bett tragen mußte; in Armen und Waden fühlte ich Krämpfe. Nach zwei Tagen ließ das Erbrechen nach, aber vollkommener Ekel gegen alle Speisen, trockene Zunge, kalte Extremitäten, unerträgliche Leibschmerzen und häufige Stühle blieben noch. Dieser Zustand dauerte über 14 Tage; die gewöhnlichen Mittel halfen nichts; Opiate machten mich ohne Nutzen betäubt, Abführungsmittel (mein verstorbener Freund Scherf verordnete mir solche) brachten mich durch Vermehrung des Schmerzes zur Verzweiflung. Ich wurde bis zum Skelett abgemagert. Dürre des Mundes und unerträgliche Schmerzen brachten mich endlich zu dem Entschluß, die Kälte als Heilmittel nach Analogie dessen anzuwenden, was ich beim Ileus und bei trockener brennender Haut im Typhus schon oft erfahren hatte. Ich ließ Wasser in der Mineralquelle auf 48° Fahrenheit erkalten und davon trank ich ein großes Glas (etwa 1 Pd.) voll schnell hinunter. Es wirkte wie ein Zaubermittel, der heftige Schmerz verschwand, kehrte aber nach einer halben Stunde zurück, ich wiederholte dasselbe Mittel und ließ das Wasser noch mit Eis erkalten. So war ich gezwungen binnen 18 Stunden mehr als 12 Flaschen Eiswasser zu trinken. Meine Extremitäten wurden dabei warm und die Uebelkeit so wie der Stuhlzwang ließ nach; in der Nacht fiel ich in einen heftigen Schweiß und eine natürliche Oeffnung überzeugte mich: daß der Darmcanal wieder seine natürliche Function verrichte. Ich verordnete dasselbe Mittel vielen Ruhrkranken und sie befanden sich wohl dabei. Seit dieser Zeit habe ich dieses Mittel sehr vielfältig gegen hartnäckiges Erbrechen mit oder ohne Diarrhöe, mit dem glücklichsten Erfolge, bei den zärtlichsten Frauenzimmern, wie bei starken Männern angewandt und ich darf versichern, daß es fast nie meine Erwartungen getäuscht, in den meisten Fällen aber sichere Hülfe geschafft hat. Auch in den hiesigen Hospitälern und in der Privatpraxis wurde es bereits von dem verstorbenen trefflichen Practiker Bang als das sicherste Mittel, bald als Eispillen, bald als kaltes Getränk angewandt und dabei Kampfer in Naphta aufgelöset gegeben.

§. 57.

Nach allen bisherigen Nachrichten von der Cholera dürfen wir uns dieselbe als ein sehr bösartiges Fieber, das vielleicht mit den febribus intermittentibus comitalis die nächste Analogie hat, vorstellen und das tödtliche Erbrechen ist mit dem Frostanfall zu vergleichen, der aber die meisten von den Befallenen tödtet*).

*) Daß alle verschiedenen Krankheitsformen, von dem afficirten Organe, von der verschiedenen Einwirkung der Außenwelt und

Ist dieser erste Anfall glücklich überstanden, so geht das Fieber in typhum graviorem vielleicht auch oft in intermittentem über. Wir können nicht den ganzen Lebenskampf mit einem Mittel besänftigen, aber wir haben

---

von der Intensität des Fieberreizes (Sumpfmiasma, Contagium u. s. w.) herrühren, habe ich bisher mit Hippocrates angenommen und alle Geschichten der Epidemien, ihre Zunahme und Abnahme, bestätigen es. Einen sinnlichn Beweis davon führt Alibert (sur les fièvres intermittentes) an: Acht und zwanzig Soldaten von der Garnison in Mourne fortune hatten Erlaubniß erhalten, ein sehr feuchtes sumpfiges Stück Land für zwey Pflanzer in Verding aufzuroden und arbeiteten daher über ihre Kräfte, ohne auf die Gefahr ihrer Arbeit Rücksicht zu nehmen. Binnen weniger als einer Woche wurden alle acht und zwanzig ins Hospital gebracht. Drey von ihnen starben nach wenigen Tagen an der Cholera, fünf an der Ruhr mit heftigen Leibschmerzen, vier starben am Typhus (fièvre adynamique), in welchem der ganze Körper gelb wurde und einen unerträglichen Gestank verbreitete; die übrigen erholten sich, nachdem sie mehr oder weniger heftige Anfälle von bösartigen Fiebern erlitten hatten, sehr langsam und wurden nur durch den Gebrauch der Mineralwässer gerettet. Der Vorfall veranlaßte, daß keiner der Mannschaft mehr Erlaubniß erhielt, für die Einwohner der Insel zu arbeiten. Je mehr die Krankheit in eine ansteckende durch Begünstigung der Umstände übergeht, desto fixer und bestimmter wird der Fieberreiz und afficirt dann bey allen oder den meisten dasselbe Organensystem. Auf diese Art entsteht, nach den Beobachtungen von Pariset und Hammond †), noch jetzt von Zeit zu Zeit die Pest in Aegypten und jene drei in Mourne fortune an der Cholera gestorbene Soldaten, hätten vielleicht diese Krankheit weit verbreiten können, wenn die äußern Umstände und die Individualitäten (das Clima und der Boden)

†) S. L. Heckers litterarische Annalen. Sechster Jahrgang 1830. December. S. 490.

gewiß den Kranken über eine sehr gefährliche Klippe geholfen, wenn wir ihm dieses Erbrechen stillen. Es mag bei heftiger Ansprache überall unmöglich sein. — Aber zwei Thatsachen geben mir Hoffnung, daß dieses Mittel oft mit Nutzen angewandt werden kann und auf jeden Fall kann es die Lebensgefahr nicht vermehren.

1) **Nach allen Nachrichten** haben die Kranken ein großes Verlangen nach kaltem Wasser. Die Unglücklichen brechen die warmen Getränke, womit man sie theoretisch in Schweiß bringen will, gewiß wieder aus und Schmerz und Uebelkeit wird dadurch vermehrt!! Der barmherzige Artzt erlaubt ihnen ganz kleine Portionen kaltes Wasser; auch das brechen sie, jedoch mit geringerer Heftigkeit wieder aus und nun verbietet man ihnen gar alles Getränk. Sie können wahrlich durch Eis und große Quantitäten Eiswasser dem Tode **nicht** näher gebracht werden, als sie es bereits sind, und nach allen meinen Erfahrungen wird es vielen helfen!

---

solche Verbreitung begünstigt hätten. Eben so giebt ein bestimmtes Ferment auch ein specifisches Product der Gährung; hingegen gehen Pflanzentheile, nur den Einwirkungen der Luft und der Feuchtigkeit überlassen, in sehr verschiedenen Formen in mannigfaltige Zersetzungen über. Von ihnen kann in den verschiedenen Momenten der Gährung ein Ferment genommen werden, welches dann auf andere ähnliche Pflanzentheile, bey Begünstigung der äußern Einflüsse, wieder specifisch wirkt.

§. 58.

2) Ein Englischer Artzt in Ostindien*) wurde selbst von der Cholera befallen; er wagte es in der Noth etwas kaltes Wasser zu trinken, sein Erbrechen hörte zu seiner großen Verwunderung auf und er wurde gerettet. Aber das Mittel schien ihm viel zu heroisch; er wagte es nur mit kleinen Portionen. Calomel und Opium waren weit populärere Mittel und die verordnete er in der Folge als den einzigen Nothanker an der Klippe, voran freilich die meisten seiner Kranken zerschmettert wurden. Ich für mein Theil habe bei hartnäckigen Erbrechen den zärtlichsten Frauenzimmern, mit eiskalten Extremitäten u. s. w., lieber 6 Flaschen Eiswasser, als sechs Gran Calomel gegeben und Gott hat meine Empirie gesegnet.

Möge das Mittel auch in der Cholera gesegnet sein!

§. 59.

Wäre es mir geglückt, das Erbrechen zu beseitigen, so würde ich auf den Gebrauch von Salmiak mit Chamomillen oder von Salmiak mit Arnica, das meiste Zutrauen setzen, bis eine deutliche Remission oder Intermission den Gebrauch der Fieberrinde mit oder ohne Opium rathsam machten.

---

*) Charles Scarle. On the nature, cause and treatment of the Cholera. London 1830. Der Verfasser ist jetzt den öffentlichen Blättern zufolge nach Warschau gegangen.

Zusätze.

(S. 24. §. 23.)

1. Findet nicht zwischen den verschiedenen Gradationen der Verderbniß der Vegetabilien, von dem Mulster derselben in eingeschlossener Luft, bis zu den specifischen Gährungen und der endlichen Fäulniß, die strengste Analogie mit epidemischen und specifisch ansteckenden Krankheiten Statt? Wenn wir uns dabei erinnern, daß bei letztern das animale und sensorielle Leben die Reactionen und also die Erscheinungen (Symptome) manigfaltiger macht! Die specifische Weingährung, Essiggährung u. s. w. erfordern ihr Ferment, wie die specifisch ansteckenden Krankheiten ihr Contagium; in eingeschlossener Luft wird der Pflanzenstoff mulstrig auf mancherlei Art, ohne deutlichen Gährungsprozeß und ohne eigentliche Zerstörung der organischen Bildung, aber mit Verminderung oder völliger Vernichtung des vegetativen Lebens. In Fäulniß gehen unter gewissen Umständen alle diese Affectionen des Lebens über.

(S. 33. §. 31. Note.)

2. Wenn ich auch mit dem gelehrten Herrn Dr. Chapman die Ansicht von der ganz getrennten Natur des Miasma's und des Contagiums nicht theilen kann, wenn ich bedauere das der Amerikanische Lehrer, Hippocrates für ein Mystiker hält, weil er das το θειον in der Krankheit erkannt hat, so muß ich ihm doch in Rücksicht seiner sorgfältigen Sammlung aller Thatsachen, das Sumpfmiasma betreffend, sehr viel Dank wissen und kann die Schrift denkenden Ärzten nicht genug empfehlen.

(S. 34. §. 32.)

3. Seit dem Herbst 1830 waren Beschwerden der Verdauungsorgane, mit Diarrhöe und zwischendurch mit Erbrechen, in Kopenhagen unverkennbar häufiger, als zu andern Zeiten und diese Constitution hat seit May 1831 noch zugenommen, so daß dem Arzt solche nicht gefährliche Brech-Diarrhöen häufig vorkommen, ohne sich eigentlich Andere mitzutheilen oder ernstliche Folgen zu haben. Dasselbe soll, wie ich auch aus Briefen erfahre, in Niedersachsen noch häufiger seyn, so daß man es da epidemisch zu nennen geneigt ist, noch häufiger aber (nach Privatbriefen vom 18ten Jul.) in Wien.

(S. 51. §. 54.)

4. Diemerbroeck versichert, daß er sich nur durch den Gebrauch des Rauchtabacks vor der Pest bewahrt habe. B. II. Cap. 12.

Auszug

aus

Franz von Schraud,

k. k. Rathes, dirigirenden Pestarztes für sämmtliche k. k. Erbländer, der medizin. Polizei, und gerichtl. Arzneikunde ord. öffentl. Lehrers an der hohen Schule zu Pesth, der sirmier Gespannschaft Beisitzers, und Mitgliedes der mineralogischen Gesellschaft zu Jena

Geschichte

der

Pest in Sirmien

in den Jahren 1795 und 1796.

Nebst

einem Anhange

welcher

die Geschichte der Pest in Ostgalizien, Vorschriften der Pestpolizei, und Ideen über die Ausrottung einiger ansteckenden Krankheiten enthält.

§. 16.

Um die Pest innerhalb des angesteckten Ortes zu unterdrücken, sind folgende Vorkehrungen erforderlich.

§. 17.

I) Die schleunigste, mit aller Genauigkeit, und nachsichtslos zu unternehmende Absonderung der Pestkranken, und aller derjenigen, welche entweder wirkliche Vermischung durch Berührung eines Kranken, oder dessen gebrauchte Habseligkeiten gepflogen haben; oder aber der gepflogenen derlei Vermischung nur verdächtig sind. Jene wollen wir Vermischte (commixtos); diese Verdächtige (suspectos) nennen. Alle müssen ausserhalb der Wohnplätze abgeführt; für die Verpflegung, und Heilung der Kranken muß auf eine Art gesorget werden, welche den Zutritt, und Beihilfe der wenigsten Menschen erheischet; die angesteckten aber, und verdächtigen Familien müssen auf eine unten näher zu bestimmende Zeitfrist nicht nur von allem Verkehr mit den annoch unverdächtigen Inwohnern; sondern auch unter sich selbst bestens abgehalten werden*). — Diese Absonderung ist das wirksamste, und ge-

*) Wo die Häuser einzeln, frei, und von einander entfernet stehen, auch zu wenige Kontumazvorrichtungen zu Handen sind; können die blos Verdächtigen auch in ihren Häusern (doch übrigens gut bewachet) belassen werden, so wie es wirklich meistens in der

wisseste Mittel zur Erstikung der Pest: zu deren richtiger Ausführung wird die gröste Einsicht, Behutsamkeit, Pünktlichkeit des Arztes erfordert: hat er diese vollständig, und richtig ausgeführt: so kann mit einem Male der in einem Orte vorgefundene Pestzunder aus demselben entfernet werden. Um also hierin nicht ohne nähere Anleitung zu verfahren, wird der Arzt, wenn er schon einmal einen wirklich Pesthaften vorgefunden hat....

§. 18.

a) Unter Vermischte vorzüglich zählen die Menschen derselben Familie, welche mit dem Kranken, oder Todten, vor dessen Meldung, in einem Zimmer gewesen, ihn gehoben, beholfen, berührt haben: ferner die übrigen Inwohner eines vielleicht grössern Hauses; die Nachbarn; die oft auch entlegen wohnenden Anverwandten, und Freunde (denn nicht selten hat zwischen Nachbarn wegen obwaltender Mishelligkeiten wenig Verkehr Statt); und endlich mit einem Worte alle jene, von welchen eine genauere, verschiedentlich wiederholte Nachforschung anzeigen wird, daß sie die nächste Zeit in dem Hause, wo der Kranke, oder Todte gefunden wird, da waren, oder von da mittelbar, oder unmittelbar etwas übernommen, oder weggetragen haben. Die Leztern der hergezählten Menschen werden nur verdächtig gehalten werden, wenn keine nähern Anzeigen, und Beweise eines unmittelbar gepflogenen, und wiederhohlten Umganges sich darbiethen. — Allen diesen Vermischten sowohl; als Verdächtigen*) wird nun, (nebst der

---

Bukowina geschehen ist. Doch muß die übrige kontumazmässige Besorgung dieser Familien mit aller Strenge ausgeführet werden.

*) Vergleiche §. 17. *)

Stellung einer einstweiligen Wache*) vor ihr Haus, um jeden weitern Verkehr zu verhindern) angedeutet, sich durch Einpackung ihrer Habseligkeiten, ihres Mundvorrathes anzuschicken, ihren Wohnort zu verlassen.

§. 19.

b) Nach geschehener Einpackung, welche eifrigst gefördert werden muß, müssen die Familien, unter der Aufsicht eines Sanitätsindividui, in Begleitung mehrerer Wachen, welche jede Vermischung verhindern müssen, einzeln sammt ihrer Habe an den Ort der zu haltenden Kontumaz abgeführet werden. Wenn aber doch alle Habseligkeiten auf einmal nicht dahin gebracht werden können, so kann ein oder der andere aus der Familie mehrmal nacheinander, unter steter Begleitung der Wache, nach Hause geführet werden. Wenn vermöglichere Familien ihre mehrern Habseligkeiten von giftfangender Art in dem Kontumazraume nicht unterbringen können; so muß hiefür auf eine eigene, unten näher anzuzeigende Art gesorget werden. Der allenfalls noch im Orte gefundene Pestkranke wird oft zu Fuß in das bestimmte Spital gehen können, welches jeder andern Art der Uebersiedlung vorzuziehen ist: ausserdem muß ihn einer aus der Familie, oder ein Pestkrankenwärter auf einem eigenen, nur zu Pestdiensten gewidmeten Wagen abholen, und sammt seinem Bette, und den während der Krankheit gebrauchten Kleidungen rc. in das Spital abführen. Die Absonderung der annoch gesunden Vermischten, und Verdächtigen muß dennoch ausgeführt werden, wenn sie auch wegen noch nicht errichteter Kontumazgelegenheit vielleicht

*) Die Wache muß unterrichtet seyn, nicht nur jeden Verkehr zu verhindern; sondern auch sich selbst vor der Vermischung zu behüten.

ein paar Tage unter freiem zu verbleiben hätten, wenn anders nicht die äusserste Strenge der Witterung, Schwangerschaft, und andere dergleichen Umstände, welche im einzelnen vom Arzte zu erwägen sind, die Sache unthunlich machen. Die Kranken selbst können, bis die Spitalgelegenheit in Ordnung gebracht sein wird, einstweilen in eines, oder das andere Zimmer eines schon angesteckten, und gut zu bewachenden Hauses untergebracht werden. Beide Umstände zeigen, wie angelegen es den politischen Beamten seyn müsse, die nöthige Kontumaz- und Spitalgelegenheit auf das schleunigste zu erbauen.

§. 20.

c) Zu Erbauung der Kontumaz wähle man einen trocknen, etwas erhabenen, doch aber mit Wasser leicht, und reichlich zu versehenden Ort. Die Anzahl der zu erbauenden Hütten muß schätzungsweise bestimmt werden aus der Zahl der gleich anfangs verdächtig gewordenen Familien; aus der Zeit, binnen welcher die Pestansteckung unerkannt einherschlich; und aus den Umständen, welche auf vorhergegangene mehrere, oder wenigere Vermischung schliessen lassen, oder die Ausbreitung der Ansteckung mehr oder weniger begünstigen. Am gemässesten wird man handeln, wenn man anfangs für die erste Unterbringung sorget, und alsdann für die eventuellen Kontumazisten im voraus mehrere Hütten zu den andern hinzubauet. — Das Grundgesetz, dem bei Anlegung einer auch nur zeitlichen Kontumaz vollkommen Genüge geleistet werden muß, und dessen Vernachlässigung die Betreibung des Pestgeschäftes nicht nur unsicher, und unstätt; sondern auch langwierig machen muß, ist dieses, daß nicht nur alle Kontumazisten insgesammt von den gesunden, und unverdächtigen Inwohnern gehörig abgeschlossen seyen; sondern auch eine Kontumazfamilie von allem Verkehre mit der andern sicher, und gewiß verhindert werde: die Art der allgemeinen, und besondern Abschliessung möge übrigens wie immer beschaffen, und nach den individuellen Möglichkeiten der Orte, und Gegenden bestimmet werden. Um die Einrichtung der Kontumaz, und Spitalanstalten im Beispiele zu zeigen, wird diesem Unterrichte die Zeichnung der Kontumazanstalt beigefügt, welche nach meinen Angaben unweit Bujuncsuk in der Bukowina erbauet worden ist*).

§. 21.

d) Kranke, von denen der Arzt überzeugt ist, daß sie die Pest haben, werden füglich in ein gemeinschaftliches Zimmer, in ein am Ende des Ortes gelegenes, von andern Häusern entferntes, gut einzuschliessendes Haus, in unweit der Kontumaz erbaute, besonders eingeschlossene Erdhütten untergebracht werden. Allein nicht selten ist der Arzt, vorzüglich in den ersten Tagen der Krankheit, in Verlegenheit, hierüber bestimmt zu entscheiden. Einen solchen Kranken gerade in das Pestspital zu schicken, wäre ihm die Pest zuziehen, die er vielleicht sonst nie gehabt haben würde. Mehrere blos verdächtige Kranke gemeinschaftlich zu unterbringen, ist eben so wenig zuträglich: denn hat nur einer von ihnen wirklich die Pest; so hat man allen übrigen das Ansteckungsgift beigebracht. Es ist also unumgänglich nothwendig, in der Kontumaz einige abgesonderte, kleinere Hütten zu haben, wo man solche blos verdächtige Kranke einzeln unterbringt, und ihnen nicht einen Pestkrankenwärter; sondern eine Person aus ihrer eigenen Familie zutheilt. Entwickelt sich im Kranken die Pest wirklich; so kömmt er in das Lazareth, und die ihn wartende Person

*) Sieh die Kupfertafel.

bleibt in der Kontumaz. Zeigt sich die Krankheit anderer Art zu seyn; so kann der Kranke sowohl, als die wartende Person zu ihrer Familie zurückgelassen werden.

§. 22.

e) So sehr man in Rücksicht auf die zu machenden Vorkehrungen annehmen muß, daß alle Kontumazisten das Ansteckungsgift aufgenommen haben; so ist dennoch überhaupt gewiß, daß nicht nur mehrere, aus kluger Vorsicht abgesonderte Familien vom Pestgifte ganz frei sind; sondern auch in manchen andern Familien nur einige Personen dasselbe aufgenommen haben; die übrigen aber beim Eintritte in die Kontumaz frei davon sind, und nur dann vielleicht es überkommen werden, wenn sie einer neuen Ansteckungsgelegenheit ausgesetzt werden. Demnach müssen alle Kontumazisten ohne Ausnahme täglich nackend, und mit aller Genauigkeit visitirt werden, um, wenn bei einem allenfalls der Verdacht der Pest Statt haben sollte, durch alsogleich nach den unter (d) entwickelten Grundsätzen vorzunehmenden Absonderung desselben der künftigen Ansteckung der übrigen gehörig vorzubauen

§. 23.

f) Das mittelst vorhergegangener Vermischungen mit Pestkranken überkommene Gift können die Kontumazisten entweder schon in ihrem Körper selbst aufgenommen haben; oder nur erst noch in ihren Kleidungen, oder sonstigem Hausgeräthe enthalten. Für beide Fälle ist es zu wünschen, daß das Gift unschädlich gemacht werde: und nur dann können Kontumazisten aus ihrer Absonderung füglich entlassen werden, wenn wir sicher seyn können, daß weder in den Leibern derselben, noch in ihren Geräthschaften mehr eine Spur des Giftes enthalten ist. — Unbekannt mit der Natur des Pestgiftes, und mit einem Mittel, dessen Wirksamkeit im menschlichen Körper zu vernichten, konnten wir zur nöthigen Sicherheit über den ersten Punkt nur durch die Abwartung einer gewissen Zeitfrist gelangen, von der man während vieljähriger Aufmerksamkeit beobachtet hat, daß nach deren Verlauf die Pest in dem vor derselben Anfang in Ansteckungsgelegenheit gewesenen Menschen nicht mehr ausbricht. Hieraus entstand die 6—4—3 wöchentliche Kontumazperiode. Allein es schien traurig, den heute wegen geschehener Vermischung abgesonderten, annoch gesunden Menschen ohne alles menschliche Zuthun so lange Zeit in steter Furcht des Pestausbruchs schweben zu lassen, und man suchte ein Mittel, das fähig wäre, den Ausbruch der beigebrachten Ansteckung zu verhindern. Was der Erfolg dießfälliger medizinischer Bemühungen war, wie hoch ich den Werth derselben anschlagen zu können glaube, werde ich in der systematischen, vollständigen Bearbeitung aller Pestgegenstände auseinandersetzen.*) — Damit aber das Ansteckungsgift aus dem Geräthe herausgebracht werde, müssen die Kontumazisten mit aller Strenge angehalten werden, sogleich beim Eintritt in die Kontumaz, und dann durch die ganze Dauer derselben alles Mitgebrachte mit kaltem Wasser zu waschen, zu lüften, zu räuchern. Darum müssen sie täglich mit vielem Wasser versehen werden; Stangen, und Geländer haben, ihre Wäsche, und Kleider aufzuhängen. Auch muß eine Hütte, eine Stube zugerichtet werden, wo sich mehrere Kleidungsstücke auf einmal räuchern lassen. Ohne diese Behandlung alles Geräthes kann jemand Monate lang Kontumaz halten, und

*) Vergleiche Th. 2, Seite 43.

breiten, und tiefen Graben umgeben; einstweilen mit einem zu versperrenden Eingange versehen; und dann die Todten in höchstens halbe Klafter tiefe Löcher ganz nackend, und ohne Hinzusetzung von Kalk eingescharret; die den Todten abgezogenen Kleider allda verbrannt; die Asche allenfalls mit der Leiche verscharret.

§. 28.

l) Hingegen wird der Kranke als Genesen angesehen, wenn er nach gehobenem Fieber herumgeht, Speisen verlangt, und an Kräften zunimmt, wenn auch die Wunden der Beulen, und Karfunkeln noch eitern. Gesund wird er angesehen werden, wenn sowohl seine Kräfte hergestellt; als auch seine Wunden ganz vernarbet seyn werden. Alsdann, aber nicht eher; als nach der Vernarbung der Wunden, ist er geeignet, in die Kontumaz überzutreten, wohin er nach geschehener Abwaschung des Körpers, und erhaltener neuen Kleidung übersetzet wird: wo dann füglich mehrere Genesene zugleich in eine Kontumazhütte untergebracht, und als eine Kontumazialfamilie betrachtet werden. — Für die Kontumaz der Genesenen wird eine sechswöchentlige Frist festgesetzt.

§. 29.

m) Was mit Pestgenesenen, deren Wunden allenfalls sich nicht vernarben, zu thun; was von der ansteckenden Kraft der bereits vernarbten, und wieder aufbrechenden Pestwunden zu halten sey; wird in der systematischen Bearbeitung auseinandergesetzt werden*).

---

*) Vergleiche Th. 2, Seite 21, u. f.

§. 30.

n) Die richtige, und gehörige Verpflegung der Kranken sowohl, als der Kontumazisten ist eine der ersten Obligenheiten der Civilobrigkeit. Ein eigener Bestellter muß sowohl für deren Herbeischaffung sorgen; als auch unter der Leitung des Arztes, und Wundarztes darauf sehen, daß den letztern alles unter Kontumazialvorsichten, mittelst eines eigenen nicht exponirten Kontumazdieners, und zu bestimmten Zeiten dargebracht werde.

Erklärung der Kupfertafel.

Kontumazanstalt, und Pestspital,

zu

Bujuncsuk in der Bukowina erbauet.

I. 16 Absonderungen, für eben so viel Kontumazfamilien, jede mit eigener Umschanzung eingeschlossen: bei jeder

a) der Eingang.

b) die Erdhütten in der Mitte des Hofes.

c, c) Geländer zum Aufhängen der Kleidungsstücke.

d) Abtritt.

e) eine Wasserbodung, in welche das Wasser durch

f) die Rinne geleitet wird.

II. 5 Erdhütten für Pestkranke, und ihre Wärter, mit einer gemeinschaftlichen Verschanzung umgeben.

III. 3 Kontumazabsonderungen für Pestgenesene.

x, x, x) Brunnen, um hinlängliches Wasser herbeizuschaffen.

y, y, y) Wachposten zur gemeinschaftligen Einschliessung der gesammten Pestanstalt.

Druckfehler.

Pag.	Zeile	statt		lies
3 (Note)	2	— Feorieps		— Frorieps.
12	14	— ähnlichen		— ähnlicher.
14	9 v. u.	— Corpusculardemostrationen		— Corpusculardemonstrationen.
15 (Note)	29	— angefällt		— angefüllt.
22	12	— Intiger vitæ		— Integer vitæ.
34 (Zusatz)	3	— Andere mitzutheilen		— Andern mitzutheilen.
35	10	— das Hausvaters		— des Hausvaters.
54	16	— emphohlen		— empfohlen.
60 (Note)	1	— Scarle		— Searle.

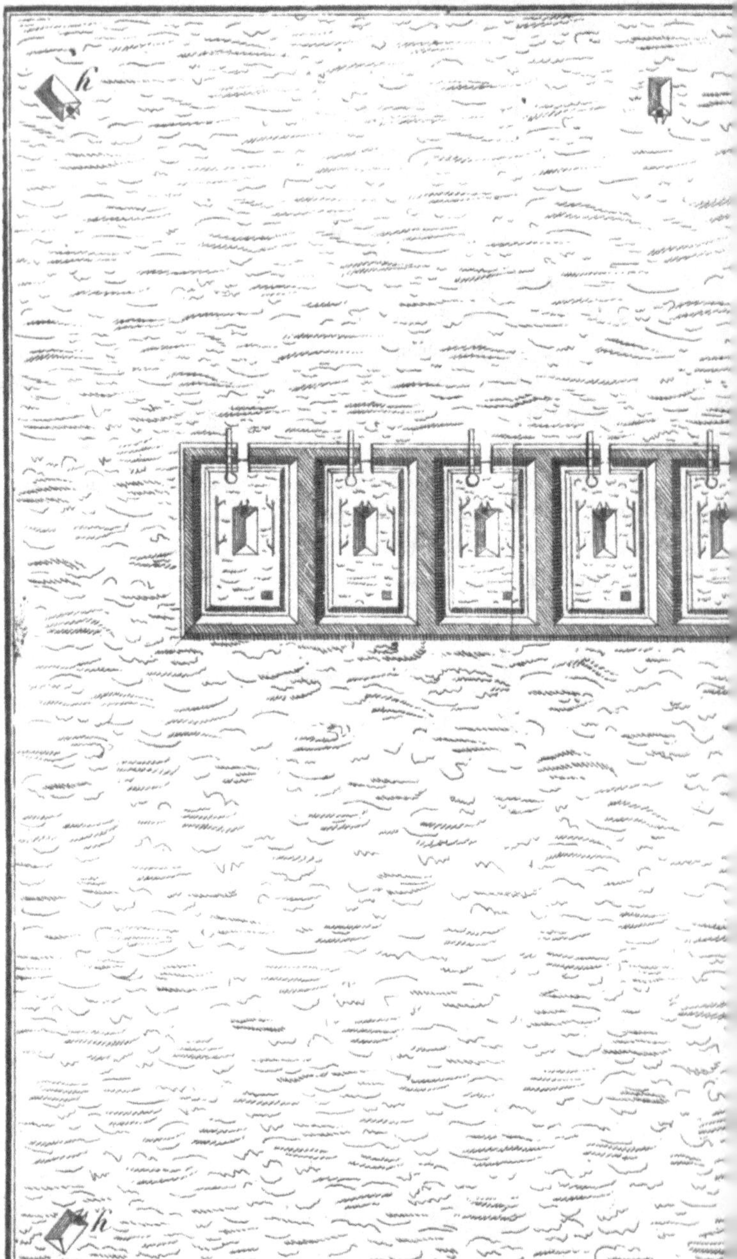
h
h

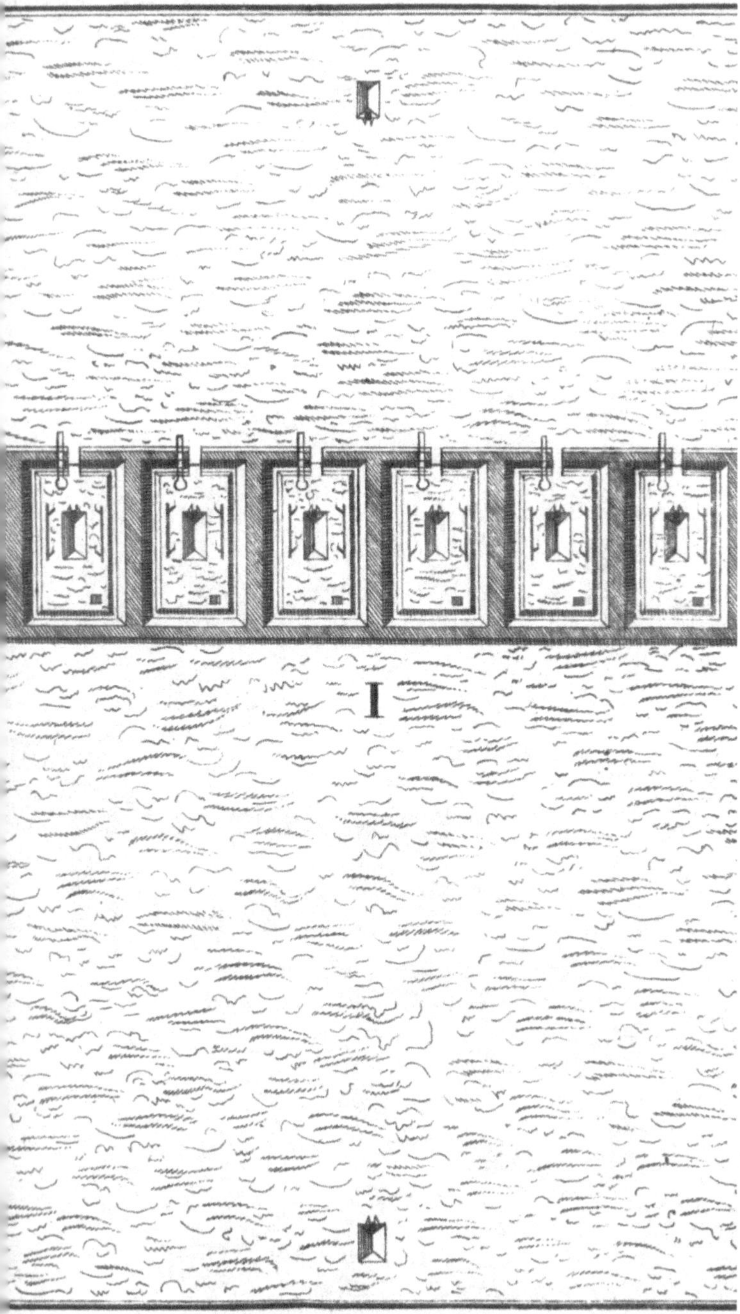
I

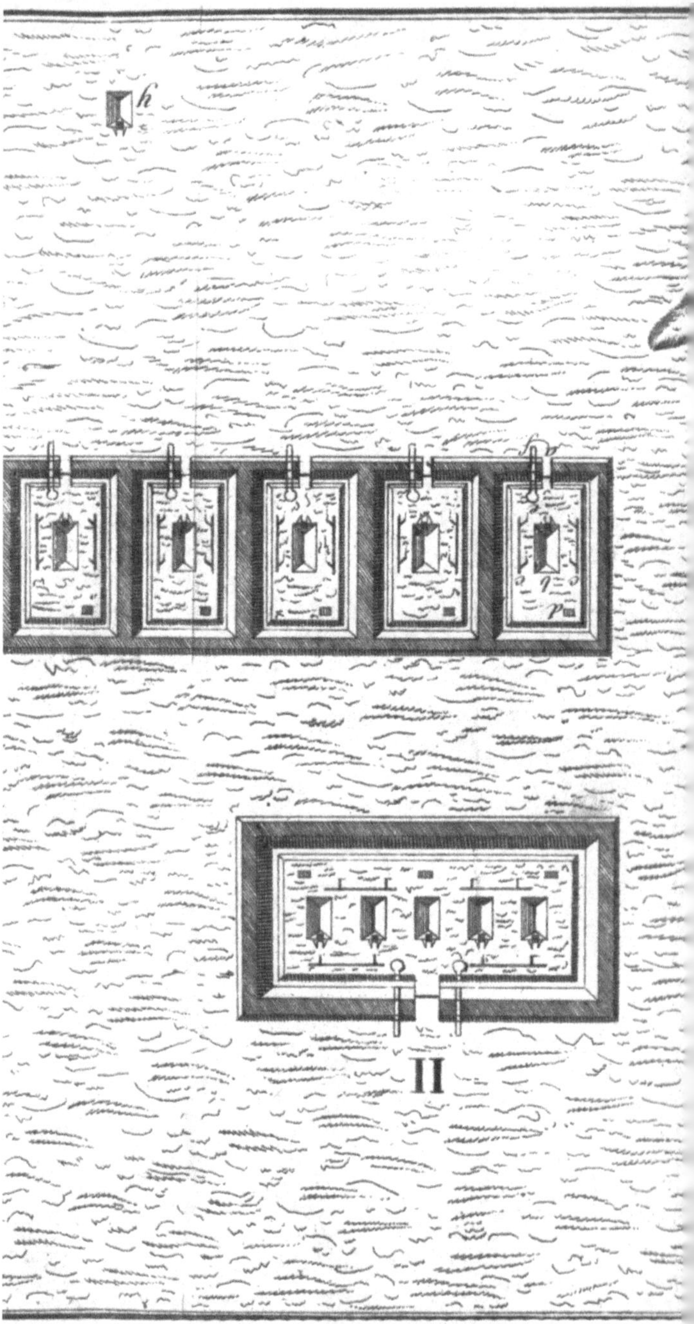
h
f
p
II

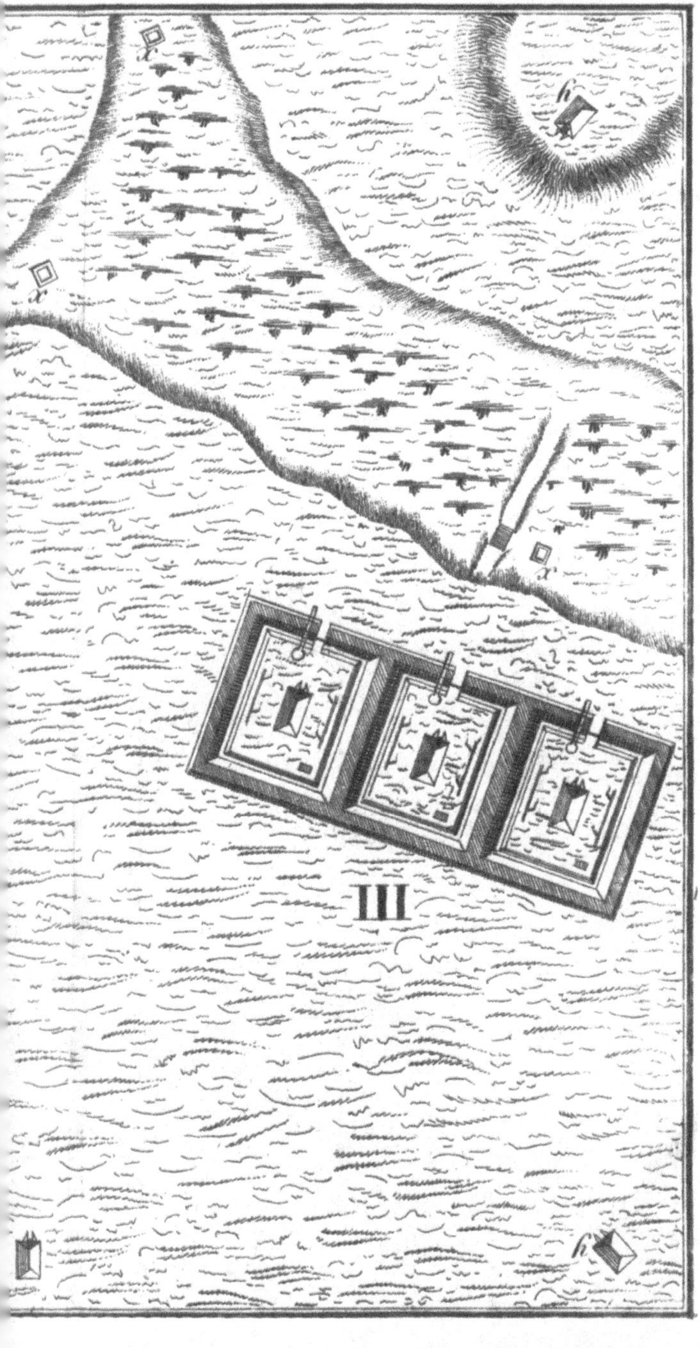
x
h
x
x
III
h

FSC
www.fsc.org
MIX
Papier | Fördert
gute Waldnutzung
FSC® C083411

Zeitfracht Medien GmbH
Ferdinand-Jühlke-Straße 7
99095 Erfurt, Deutschland
produktsicherheit@kolibri360.de